常见病康复自我调养丛书

肾病康复自我调养

王强虎　主编

中国科学技术出版社
·北京·

图书在版编目（CIP）数据

肾病康复自我调养 / 王强虎主编 . —北京：中国科学技术出版社，2020.7
ISBN 978-7-5046-8492-9

Ⅰ．①肾… Ⅱ．①王… Ⅲ．①肾疾病 - 防治 Ⅳ．① R692

中国版本图书馆 CIP 数据核字（2019）第 275605 号

策划编辑	崔晓荣
责任编辑	张　晶
装帧设计	华图文轩
责任校对	焦　宁
责任印制	马宇晨

出　　版	中国科学技术出版社
发　　行	中国科学技术出版社有限公司发行部
地　　址	北京市海淀区中关村南大街 16 号
邮　　编	100081
发行电话	010-62173865
传　　真	010-62179148
网　　址	http://www.cspbooks.com.cn

开　　本	720mm×1000mm　1/16
字　　数	162 千字
印　　张	14.25
版　　次	2020 年 7 月第 1 版
印　　次	2020 年 7 月第 1 次印刷
印　　刷	河北鑫兆源印刷有限公司
书　　号	ISBN 978-7-5046-8492-9/R·2494
定　　价	39.00 元

（凡购买本社图书，如有缺页、倒页、脱页者，本社发行部负责调换）

  本书介绍了中医肾脏和西医肾脏的概念,慢性肾脏疾病的中医治疗,各种养肾护肾的食物,补肾的药粥、药酒,常用的中药、中成药,运动、按摩等各种护肾养肾的方法,对于防止肾病的发生和肾病的康复有重要的意义。

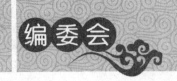

主　编　王强虎

副主编　王　磊　董慧玲

编　委（按姓氏笔画排序）

　　　　　于小强　王　磊　王强虎

　　　　　付　宁　黄亚兵　董慧玲

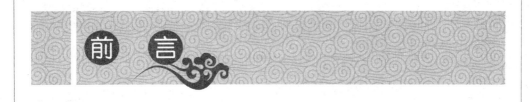

肾是人体的重要器官，它通过源源不断地产生尿液排泄体内的代谢废物，调节水、电解质酸碱平衡，维持体内环境稳定。因此，正常的肾功能对健康至关重要。但现实情况是，慢性肾病已成为全球最可怕的"隐形杀手"之一，因为肾是人体脏器中功能最为强大、最"任劳任怨"的器官。由于肾的储备功能高达80%，只要单侧肾的1/3还保持着功能，就能使其正常"运转"，不像其他脏器稍有损害就反应强烈。肾功能在一点点被损害的过程中，因为症状并不明显，会被人们忽视，直到肾功能丧失70%以上，人们才会察觉，此时病情已经很严重了。

更为严重的是，近年来肾病患者年轻化趋势越来越明显，而公众对肾的了解却相对较少。2006年调查结果表明，我国肾脏疾病总患病率为9.3%，公众对自己有没有肾脏疾病的知晓率只有1%。为此，国际肾脏病学会和国际肾脏基金联合会将每年3月的第二个星期四定为"世界肾脏日"。虽然"世界肾脏日"每年的主题不一样，但其目的都是为了推动公众重视肾、了解肾，及早预防和治疗肾病。而且一旦患了肾病，往往病程较长，治疗比较困难，患者必须坚持不懈地治疗。如何正确治疗，如何用中医的方法找到一种科学的治疗方法，是患者康复的保证。

本书的编写出版旨在帮助肾病患者，以及广大中老年人和健康人群，了解防止肾病发生和早期发现肾病方面的知识，以掌握健康的主动权。尤其是在肾脏养生养护方面做到有病早治，无病科学养护，防止肾病的发生或已患肾病者病情加重、反复。本书适合肾病患者和基层医生阅读。

编　者

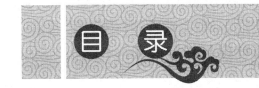

第1章　中医的肾与西医的肾

01 西医肾脏的解剖概念 ··· 1
02 西医对肾脏生理功能的认识 ·· 2
03 中医对肾生理功能的认识 ·· 3
04 肾与其他系统的联系 ··· 4
05 中医的心与肾有什么关系 ·· 6
06 中医的肺与肾有什么关系 ·· 7
07 中医为什么强调"肝肾同源" ·· 8
08 中医的脾与肾有什么关系 ·· 9
09 如何辨别肾精不足证 ·· 10
10 如何辨别肾阴虚证 ··· 11
11 如何辨别肾阳虚证 ··· 12
12 肾气不固证该如何识别 ·· 13
13 如何辨别肾不纳气证 ·· 14
14 如何辨别膀胱湿热证 ·· 15
15 中医肾病常见症状有哪些 ··· 16

第2章　西医肾病的中医治疗方法

01 多囊肾中医治疗经验 ·· 17
02 中医治疗急性肾小球肾炎 ··· 18
03 中医治疗尿路感染的方法 ··· 19
04 中医治疗肾结核的经验 ·· 20

05	中医治疗尿路结石的经验	21
06	中医治疗隐匿性肾小球肾炎的经验	21
07	中医治疗肾病综合征的临床经验	22

第3章　中医肾虚与护肾养生

01	中医肾虚是怎么一回事	26
02	中医肾虚与西医肾病的区别	27
03	为什么说肾虚为百病之源	28
04	肾虚与亚健康的关系	28
05	中医对肾虚的病因概括	29
06	为什么说女性更容易肾虚	31
07	男性阳痿是不是就是肾虚	31
08	怕冷、四肢冰凉是不是肾虚的表现	31
09	眼圈发黑是不是就一定肾虚	33
10	有遗尿症状的人是不是有肾虚	34
11	男子遗精与肾虚有关吗	35
12	男子早泄与肾虚的关系	36
13	女性不孕与肾虚的关系	37
14	女性阴痒与肾虚有无关系	37
15	糖尿病患者为什么多肾虚	38
16	肾虚的人为什么易患癃闭	38
17	为什么说患耳鸣的人多肾虚	39
18	为什么强调人到中年要补肾	39
19	男性肾虚的自我测定法	40
20	女性肾虚的自我测定法	41

第4章　生活中如何饮食护肾养生

01	饮食与护肾养生密切相关	43
02	西医肾病的饮食调养原则	47

目录

03 具有补肾护肾作用的天然食物 …… 48

- 羊肉 …… 49
- 鹿肉 …… 49
- 驴肉 …… 50
- 狗肉 …… 51
- 乌骨鸡 …… 52
- 麻雀肉 …… 53
- 鸽肉 …… 53
- 鹌鹑肉 …… 55
- 羊肾 …… 56
- 猪腰 …… 56
- 海参 …… 57
- 甲鱼 …… 58
- 鳝鱼 …… 58
- 墨鱼 …… 59
- 对虾 …… 60
- 泥鳅 …… 61
- 牡蛎 …… 62
- 淡菜 …… 62
- 松子 …… 64
- 核桃 …… 64
- 大枣 …… 66
- 韭菜 …… 66
- 荔枝 …… 67
- 栗子 …… 68
- 大葱 …… 69
- 鸡蛋 …… 70
- 蜂蜜 …… 70

04 吃这些食物容易损伤肾功能 …… 72

- 莲子心 …… 72
- 冬瓜 …… 72

菱角	73
芥蓝	74

05 学做具有补肾作用的十六道药粥 74
    韭菜粳米粥 75
    枸杞粳米粥 76
    芡实核桃粥 76
    芡实茯苓粥 77
    锁阳粳米粥 78
    黄芪粳米粥 79
    黄芪韭菜粥 79
    麻雀菟丝粥 80
    苁蓉羊肉粥 81
    肉苁粳米粥 81
    鸡汁粳米粥 82
    鹿角粳米粥 83
    肉桂粳米粥 84
    狗肉粳米粥 85
    枸杞粳米粥 86
    首乌红枣粥 86

06 制作壮阳补肾药粥的"四个注意" 86
07 如何选用壮阳补肾滋补药粥 87
08 学做补肾的二十道滋补汤 88
    猪腰核桃汤 88
    狗肉黑豆汤 89
    附片狗肉汤 89
    芡实莲子汤 91
    泥鳅大虾汤 91
    鸽杞黄精汤 91
    巴戟羊骨汤 92
    巴戟杞子汤 92
    牛鞭壮阳汤 93

	牛鞭枸杞汤	93
	羊肾葱白汤	94
	冬虫夏草汤	94
	虫草雄鸭汤	95
	虫草胎盘汤	96
	玄参麦冬汤	96
	滋阴倒阳汤	97
	甘草倒阳汤	97
	杞子鸽子汤	98
	归参雌鸡汤	98
	夏草雌鸽汤	99
	果莲乌鸡汤	99
09	壮阳补肾滋补汤制作注意事项	100
10	药酒补肾要学会药酒的使用	101
	五加二仙酒	102
	枸杞补肾酒	102
	海狗糯米酒	103
	黄精补肾酒	103
	首乌地黄酒	104
	巴戟二子酒	105
	狗脊菟丝酒	106
	杜仲补肾酒	106
	菟丝五味酒	107
	人参鹿茸酒	108
	鹿茸山药酒	108
	蛤蚧羊藿酒	109
	枸杞菊花酒	110
	枸杞常春酒	110
	首乌地黄酒	111
	苁蓉壮阳补肾酒	111
	狗肾壮阳补肾酒	112

	仙灵壮阳补肾酒	112
	蚂蚁壮阳补肾酒	113
11	药酒补肾滋补疗法特别提醒	113
12	能改善肾虚症状的美味菜肴	115
	葱爆羊肉	115
	椒姜牛肉	115
	淮山乳鸽	116
	红烧鹿肉菜	116
	泥鳅煮韭子	117
	鹿茸炖甲鱼	117
	山药茯苓包	117
	山药止遗粉	118
	黄精牛骨膏	118
	金樱蜂蜜膏	118
	韭菜炒鲜虾	119
	麻雀瘦肉饼	119
13	补肾固精的药茶有哪些	119
	首乌泽泻茶	120
	枸杞饴糖茶	120
	枸杞菊花茶	120
	红枣姜糖茶	121
	香菇红枣茶	121
14	富含维生素E的食物益于肾虚患者食用	122
15	富含硒的食物益于肾虚患者食用	123
16	富含锌的食物利于肾虚患者食用	123

第5章 生活中如何运动、按摩护肾养生

01	能够改善肾虚症状的运动项目	126
	太极拳	126
	跑步	126

| 步行 | 129 |

  步行 ·· 129

  甩手 ·· 131

  跳绳 ·· 131

  退步走 ·· 133

  冬泳 ·· 133

  提肛 ·· 135

  仰卧起身 ·· 136

  俯卧起身 ·· 136

  仰卧屈腿 ·· 137

  骨盆摇摆 ·· 137

  直立前屈 ·· 137

  臀位抱膝 ·· 138

  展臂扭腰 ·· 138

  俯卧举腿 ·· 139

  仰卧举臀 ·· 139

  侧位拉腿 ·· 139

  循环踢腿 ·· 140

  举腿交叉 ·· 140

02 家庭补肾养生常用按摩手法 ·· 140

  按法 ·· 141

  揉法 ·· 141

  推法 ·· 142

  点法 ·· 143

  颤法 ·· 144

03 护肾养生家庭按摩常用穴位 ·· 144

  关元穴 ·· 145

  中极穴 ·· 146

  长强穴 ·· 146

  会阴穴 ·· 147

  阴陵泉 ·· 147

  三阴交 ·· 148

	涌泉穴 ··	148
04	掌搓腰眼可以强肾壮腰 ································	150
	归来穴 ··	149
05	补肾强腰养生按摩的方法 ····························	151
06	拳砸腰部命门保健法 ································	151
07	推背通经保健法 ····································	152
08	会阴补肾养生按摩方法 ······························	153
09	耳部补肾养生按摩方法 ······························	153
10	轻松捶背激发阳气保健法 ···························	154
11	足底按摩补肾养生的方法 ···························	155
12	卵石摩脚有益于护肾养生 ···························	156
13	赤脚搓圆木有益于护肾养生 ·······················	157

第6章 生活中其他的护肾养生法

01	攀足固肾法有益护肾养生 ···························	158
02	补肾纳气功五步护肾法 ······························	158
03	每日叩齿有益于护肾养生 ···························	159
04	常咽唾液有益于护肾养生 ···························	160
05	房事补肾养生的两点小建议 ·························	160
06	炼精化气强肾法 ····································	161
07	什么是拔罐补肾法 ··································	162
08	拔罐补肾固精法的作用 ······························	163
09	常用火罐的吸拔方法 ································	164
10	不要轻视艾灸的补肾作用 ···························	165
11	艾灸补肾养生宜选的穴位 ···························	166
	足三里 ··	167
	三阴交 ··	167
	关元 ···	168
	命门 ···	168
12	艾灸补肾养生的操作方法 ···························	169

| 艾条灸……………………………………………… 169
| 温灸器灸…………………………………………… 170
| 间接灸……………………………………………… 171
| 13   艾灸补肾养生的几点建议……………………………… 172
| 14   生活中肾虚患者性生活的宜与忌……………………… 172

第 7 章　补肾要学会常用中药的使用

| 01   补肾的几种常用中药…………………………………… 177
| 鹿茸………………………………………………… 178
| 巴戟天……………………………………………… 179
| 淫羊藿……………………………………………… 181
| 仙茅………………………………………………… 182
| 补骨脂……………………………………………… 183
| 益智仁……………………………………………… 183
| 海狗肾……………………………………………… 184
| 肉苁蓉……………………………………………… 185
| 锁阳………………………………………………… 186
| 菟丝子……………………………………………… 187
| 沙苑子……………………………………………… 187
| 杜仲………………………………………………… 188
| 续断………………………………………………… 188
| 阳起石……………………………………………… 189
| 葫芦巴……………………………………………… 189
| 蛤蚧………………………………………………… 190
| 枸杞子……………………………………………… 190
| 紫河车……………………………………………… 191
| 韭子………………………………………………… 193
| 何首乌……………………………………………… 193
| 阿胶………………………………………………… 194
| 龙眼肉……………………………………………… 196

黄精 …………………………………………………… 196
　　墨旱莲 ………………………………………………… 197
　　女贞子 ………………………………………………… 197
　　桑葚 …………………………………………………… 198
　　黑芝麻 ………………………………………………… 198
　　冬虫夏草 ……………………………………………… 199
02　用来补肾的几种常用中成药 ……………………………… 200
　　四君子丸 ……………………………………………… 200
　　六味地黄丸 …………………………………………… 201
　　右归丸 ………………………………………………… 201
　　龟鹿补肾丸 …………………………………………… 201
　　补肾固齿丸 …………………………………………… 202
　　金匮肾气丸 …………………………………………… 202
03　补肾固精常用的中药方剂 ………………………………… 203
　　六味地黄丸（《小儿药证直诀》）……………………… 203
　　一贯煎（《续名医类案》）……………………………… 205
　　肾气丸（《金匮要略》）………………………………… 206
　　地黄饮子（《黄帝素问宣明论方》）…………………… 208
04　补肾固精常用的中药方剂的功效、主治区别 …………… 209

第1章 中医的肾与西医的肾

01 西医肾脏的解剖概念

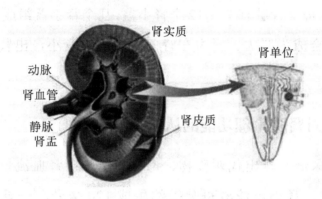

肾脏

每个正常人都有两个肾脏。肾脏形似蚕豆,但要比蚕豆大得多。一般人都没有见过自己或别人的肾脏,但多数人都见到过动物的肾脏,也就是"腰子",其实人的肾脏和其他动物的如猪、羊的肾脏长得非常相似。人体肾脏为实质器官,其内部结构大体上可分为肾实质和肾盂两部分。肾单位是肾脏结构和功能的基本单位,每个肾脏有100万~200万个肾单位,每个肾单位都由一个肾小体和一条与其相连通的肾小管组成。每个肾小体包括肾小球和肾小囊两部分,肾小球是一团毛细血管网;肾小囊有两层,均由单层上皮细胞构成,外层(壁层)与肾小管管壁相通,内层(脏层)紧贴在肾小球毛细血管壁外面,内、外两层上皮之间的腔隙称为囊腔,与肾小管管腔相通。肾小管长而弯曲,分成近球小管、髓袢细段、远球小管三段，其终末部分为集合管，是尿液浓缩的主要部位。肾单位之间有血管和结缔组织支撑，称为肾间质。

肾实质可分为肾皮质和肾髓质。在肾脏的切面上，深红色的外层为皮质，浅红色的内层为髓质。皮质包绕髓质，并伸展进入髓质内，形成肾柱；髓质由十几个锥体构成，锥体的尖端称为肾乳头，伸入肾小盏。每个乳头有许多乳头孔，为乳头管的开口，形成筛区，肾内形成的尿液由此进入肾小盏。肾小盏呈漏斗状，每个肾小盏一般包绕1个肾乳头，也有包绕2～3个的。每个肾脏有7～12个肾小盏，几个肾小盏组成1个肾大盏，几个肾大盏集合成为肾盂。肾盂在肾门附近逐渐变小，出肾门移行于输尿管。

02　西医对肾脏生理功能的认识

（1）分泌尿液，排出代谢废物、毒物和药物：肾血流量占全身血流量的1/4～1/5，肾小球滤液每分钟约生成120毫升，一昼夜总滤液量为170～180升。滤液经过肾小管时，99%被回吸收，故正常人尿量约为1500毫升/天。葡萄糖、氨基酸、维生素、多肽类物质和少量蛋白质，在近曲小管几乎被全部回收，而肌酐、尿素、尿酸及其他代谢产物，经过选择，或部分吸收，或完全排出。肾小管尚可分泌排出药物及毒物，如酚红、对氨马尿酸、青霉素类、头孢霉素类等；药物若与蛋白质结合，则可通过肾小球滤过而排出。

（2）调节体内水和渗透压：调节人体水及渗透压平衡的部位主要在肾小管。近曲小管为等渗性再吸收，为吸收Na^+及分泌H^+的重要场所。在近曲小管中，葡萄糖及氨基酸被完全回收，碳酸氢根回收70%～80%，水及钠的回收为65%～70%。滤液进入髓袢后进一步被浓缩，约25%的氯化钠和15%的水被回吸收。远曲及集合小管不透水，但能吸收部分钠盐，因此可将液体维持在低渗状态。

（3）调节电解质浓度：肾小球滤液中含有多种电解质，当进入肾小管后，钠、钾、钙、镁、碳酸氢、氯及磷酸离子等大部分被回吸收，按人体的需要，由神经内分泌及体液因素调节其吸收量。

（4）调节酸碱平衡：肾对酸碱平衡的调节包括三方面。①排泄 H^+，重新合成 HCO_3^-，主要在远端肾单位完成；②排出酸性阴离子，如 SO_4^{2-}、PO_4^{3-} 等；③重吸收滤过的 HCO_3^-。

（5）内分泌功能：可分泌一些激素，并销毁许多的多肽类激素。肾脏分泌的内分泌激素主要有血管活性激素和肾素、前列腺素、激肽类物质，参加肾内外血管舒缩的调节；又能生成 1,25- 二羟维生素 D_3 及红细胞生成素。

总之，肾脏是通过排泄代谢废物，调节体液，分泌内分泌激素，以维持体内内环境稳定，使新陈代谢正常进行的。

03　中医对肾生理功能的认识

中医认为肾的生理功能广泛，不仅包括了西医学肾脏的大部分功能，还包括了其他器官的部分功能，在生理功能上占有十分重要的位置。肾位于腰部，左、右各一，故称"腰为肾之府"。肾开窍于耳及二阴，其华在发，肾与膀胱相表里，肾的主要功能是藏精、主水、主骨、生髓、纳气等，特别是肾的藏精功能，与人的生长、发育、生殖等密切相关，故称肾为"先天之本"。

（1）肾主藏精：肾所藏之精，包括先天之精与后天之精两个方面。先天之精，禀受于父母，是人体生育、繁殖的基本物质；后天之精，来源于饮食，为脾胃所化生，是营养脏腑、组织器官、维持人体生命活动的基本物质。故肾主藏精，它与机体的生长、发育与生殖密切相关。

(2) 肾主骨、生髓、通于脑：肾藏精，而精能生髓，髓有骨髓、脊髓之分。其中骨髓居于骨中，滋养骨骼，故"肾主骨"；中医认为精血同源，精充则血足。这两者的密切关系，与现代医学认为的骨髓造血功能与肾脏产生的促红细胞生成素极为相似。脊髓上通于脑，脑为髓聚而成，故"脑为髓之海""肾通脑"，它与人的精神意识、思维活动密切相关。

(3) 肾主水：中医认为，肾脏的主要功能是主水，它对水液生成、分布、排泄起着重要的作用，故有"肾为水脏"之称。所谓"肾司开合""肾司二便"，说的是肾阳、肾气充盛，则尿的生成与排泄正常。

(4) 肾主纳气：呼吸虽由肺所主，但需要肾的协调。肾有帮助肺吸气和降气的作用，称为"纳气"。只有肾气充沛，摄纳正常，才能使肺的气道通畅，呼吸均匀。

综上所述，中医讲的肾，基本上包括了西医讲的泌尿生殖系统和部分造血、内分泌、神经系统的功能。

04 肾与其他系统的联系

(1) 肾在体合骨，其华在发：骨骼依赖于骨髓的充养，骨髓为肾精所化生。所谓肾在体合骨，又称肾主骨，是指肾精具有促进骨骼生长发育和修复的功能。肾精旺盛，骨髓充盈，骨有所养，则骨骼健壮坚实，肢体强劲有力。若肾精不足，骨髓空虚，骨失所养，则会出现小儿骨骼发育障碍，成年人骨骼软弱无力和老年人骨质疏松易折，皆可根据中医学肾主骨的理论，施以补肾药物治疗。

"齿为骨之余"，是指牙齿为外露的骨骼。牙齿是人体最坚硬的器官，具有磨碎食物和辅助发音的功能。齿与骨同出一源，均赖肾精充养而生长发育，所以牙齿的生长和脱落与肾中精气的盛衰密切相关。肾中精气充盛则齿有所养，表现为牙齿坚固整齐。肾中精气不足则齿失所养，表

第1章 中医的肾与西医的肾

现为小儿牙齿生长迟缓或稀疏畸形,青壮年牙齿易于松动或早落等。由于手、足阳明经亦进入齿中,因此牙齿的某些病变还与手、足阳明经以及肠胃的功能失调有关。

头发有赖于血液的营养,故称"发为血之余"。由于头发的生机又根源于肾,而肾精能化血,精血旺盛,则头发得养。所谓肾其华在发,是指肾中精气的盛衰可显露于头发,即发为肾之外候。肾精充足,精血充盈,发有所养,在幼年期可见头发生长旺盛;青壮年期可见头发茂密乌黑而有光泽;老年人肾精渐亏,精血渐衰,则可见头发花白或失去光泽。肾精不足,精血亏虚,则发失所养,小儿可出现头发生长迟缓或稀疏枯黄;成人可见头发干枯无华,或头发早白,或头发秃顶脱落。对于上述病症,每多从肾论治。

(2)肾开窍于耳及二阴:耳是听觉器官,为人体五官之一。人的听觉属脑的功能,脑为髓之海,髓又由肾精所化生,故耳的听觉与肾精密切相关。肾中精气旺盛,髓海充盈,耳有所养则听觉灵敏。肾中精气亏损,髓海失充,耳失所养则听力减退或见耳鸣耳聋。除肾脏外,耳与其他脏腑也有联系,如少阳经循行于耳,对于耳窍的某些实性病症,则多责之于肝、胆。心寄窍于耳,如心血不足、心神不安,以及肝血不足、肝风内动等,均可见耳鸣等病症。

二阴,即前阴和后阴。前阴是指男、女外生殖器和尿道口的总称,是人体排尿、男子排精和女子排出月经及分娩胎儿的器官,为人体九窍之一。关于肾与生殖机能、尿液排泄的关系前已详述,此不赘述。后阴,即肛门,又称魄门、谷道,是排出粪便的器官,亦为人体的九窍之一。粪便的排泄虽是大肠传导的功能,但与肾中阴阳关系密切。肾中精气充盛,则大肠悉得肾阳温煦、推动和肾阴滋润、濡养,表现为大肠排泄粪便正常。肾中精气不足,若肾阳虚衰,温煦无权,肠寒气滞,传导不利,表现为排便艰涩，即为冷秘；若肾气不固，封藏无力，表现为久泄滑脱或五更泄泻；若肾阴不足，肠失滋润，传导不利，表现为大便秘结。

（3）肾在液为唾：唾为五液之一，与涎同为口津，是唾液中质地较稠厚者。肾的经脉上挟舌根通舌下，唾为肾精所化，故肾在液为唾。唾具有溶润食物，以利吞咽和滋润保护口腔的作用。肾精充足则唾液分泌正常，表现为口腔润泽，吞咽流利。肾精不足，则唾少咽干；肾虚水泛，则多唾清冷。反之，多唾或久唾会耗损肾精。所以养生学家常以舌抵上腭，待唾液溢满口腔后，缓缓咽之以养肾精，强体防病，并将此法称为"饮玉浆"。

（4）肾在志为恐：恐，即恐惧、害怕的情志活动。所谓肾在志为恐是指恐的情志活动与肾精关系密切。肾精充足，人体在接受外界相应刺激时，能产生相应的心理调节。肾精不足，稍受刺激，则表现为恐惧不宁、手足无措，或两腿无力而软瘫等。反之，过恐伤肾，可导致遗精、滑胎或二便失禁等肾气不固的病症。

05 中医的心与肾有什么关系

心与肾的关系主要表现在两个方面：一是心肾阴阳水火的互制互济；二是精血互化，精、神互用。

心肾水火既济，阴阳互补。就阴阳水火升降理论而言，在上者宜降，心火必须下降于肾，温煦肾阳，使肾水不寒；在下者宜升，肾水必须上济于心，滋助心阴，制约心阳，使心阳不亢；肾阴也赖心阴的资助，心阳也赖肾阳的温煦。这种心肾水火既济，阴阳互补，维持着心肾两脏生理功能协调平衡的关系，被称为"心肾相交""水火既济"。

心肾精血互化，精、神互用。心血可充养肾精，肾精又能化生心血，心肾精血之间，相互资生、相互转化，为心肾相交奠定了物质基础；心藏神，主宰人体的生命活动，神全可以御精。肾藏精，精化髓充脑，脑为元神之府，积精可以全神。心神肾精互用，体现了"心肾相交"的又一层内涵。若肾阴不足，不能上济于心；或心火亢盛，下劫肾阴，常表现为心烦、失眠、心悸怔忡、眩晕耳鸣、腰膝酸软；或男子梦遗、女子梦交的心肾阴虚火旺的"心肾不交"证。若心阳不振，不能下温肾水；或肾阳虚衰，不能温化水液，可表现为水肿、尿少、畏寒肢冷、面色淡白、心悸怔忡、甚则咳喘不得卧等症，称之为"水气凌心"。此外，肾精亏虚，精不化髓，或心血不足，血不化精，均可导致脑髓亏虚，心神失养，出现健忘、失眠、多梦、头昏、耳鸣等症。

06　中医的肺与肾有什么关系

肺与肾的关系主要表现在水液代谢、呼吸运动和阴液互资三方面。

水液代谢方面：肺为水之上源，肾为主水之脏，主管全身的水液代谢。肺通调水道的功能有赖于肾阳的蒸腾气化，而肾主水功能的正常，也需借助肺的宣降。两者相互配合在水液的输布和排泄过程中发挥着重要作用。

呼吸运动方面：肺主呼吸，肾主纳气，共同完成呼吸功能。呼吸虽为肺脏所主，但需肾主纳气的协助以维持呼吸的深度。肾气充盛，不但吸入之气能经肺之肃降而下纳于肾，而且有助于肺气的肃降，同时肺在主司呼吸运动中，其气肃降也有利于肾之纳气。故有"肺为气之主，肾为气之根"之说。

阴液互资方面：肺、肾两脏的阴液可以互相资生，肾阴为一身阴液之根本，肾阴充盛，上润于肺，则使肺阴不虚，肺气清宁，宣降正常，故水能润金；肺阴充足，输精于肾，则肾阴充盛，故金能生水。

肺、肾两脏在病理上的相互影响，也主要表现在水液代谢、呼吸运动和阴液互资三方面。如肺失宣降,水道不得通调,必累及于肾;肾阳不足,气化失司,水液内停,又可上泛于肺,肺肾同病,水液代谢障碍,可表现为咳嗽气喘、咳逆倚息而不得平卧、尿少水肿等症状。又如肺气久虚,肃降失司,久病及肾;或肾气不足,摄纳无权,均可出现呼多吸少、气短喘促、气不得续、呼吸表浅、动则气喘益甚的肾不纳气证,或称肺肾气虚证。再如肺阴虚损,久则必及于肾而致肾阴不足;肾阴不足,不能滋养肺阴,亦可致肺阴虚损,故肺肾阴虚常同时并见,表现为两颧潮红、骨蒸潮热、盗汗、干咳喑哑、腰膝酸软、夜梦遗精等症状。

07 中医为什么强调"肝肾同源"

"肝肾同源",主要是阐述肝与肾二脏关系之密切,其含义可以从以下两个方面来理解。

(1)肝、肾二脏之阴可相互滋养:"肝藏血""肾藏精",精与血都化源于水谷精微,且精与血在生理活动中还可互生,即肾精可化生肝血,肝血亦可化生为肾精,所以称"肝肾同源"。

(2)肝和肾均内藏相火,而相火源于命门。临床上肝或肾之阴虚而致相火妄动,常是二者并治,或采用滋水涵木,或采用补肝兼养肾之法,便是以此立论的。也可以说肝肾两脏在临床上无论虚证还是实证,其补泻原则皆是二者兼顾的。正如《医宗必读》所说:"东方之木,无虚不可补,补肾即所以补肝,北方之水,无实不可泻,泻肝即所以泻肾。"另外,也有人认为肝与肾两脏,同居于下焦,在生理上自然关系密切也作为解释"肝肾同源"的理由之一。

由于肝、肾两脏生理关系极为密切,当然在病理上也必然相互影响。生理上,肝血须依赖于肾精滋养,肝才能有藏血和疏泄功能活动;反之,也只有肝血充盛,使血化为精,肾精才能充满,肾才能有藏精、主生殖发育等功能活动。所以病理上，当一脏亏损时，另一脏也必然导致不足。如肾精亏损，可导致肝血不足；肝血不足也可引起肾精亏损；又由于肝、肾同居下焦，肝血与肾精互生，二者之阳皆属相火，同源于命门，所以肝阴、肝阳、肾阴、肾阳之间有相互制约的关系。若因某种原因引起一方不足，就可以导致另一方的偏亢；反之，一方的偏亢还可导致另一方的不足，如肾阴不足，肝失濡养，可导致肝阳偏亢，见眩晕、头痛头胀、急躁易怒等，习惯称"水不涵木"。若肝火太盛，阳气有余，亦可伤及肾阴，导致肾阴不足，见头晕耳鸣、腰膝酸软、盗汗等症。由于病理上的相互影响，就决定了在临床治疗肝病与肾病必当二者兼顾，即肝血虚，补养肝血亦当填补肾精；肾精不足，补益肾精亦当滋养肝血。又如肝阳上亢往往是阴不足而致，故平肝潜阳，亦当滋补肾阴。只有二者兼顾才能使阴阳平衡，恢复正常生理活动。

08 中医的脾与肾有什么关系

脾与肾的关系主要体现在先、后天相互滋生和水液代谢过程中的相互协同等方面。

先、后天相互滋生：脾运化水谷精微，化生气血，为后天之本；肾藏精、主生殖繁衍，为先天之本。先天促后天，脾的运化必须依赖肾阳的温煦蒸化，方能健运；后天养先天，肾中精气必赖脾运化的水谷精微营养，才能不断充盛。

水液代谢方面：脾运化水液，有赖肾阳的温煦蒸化，脾阳根于肾阳；肾为主水之脏，通过肾气、肾阳的气化作用，水液的吸收、排泄正常，开合有度，但又须脾土的制约。脾、肾两脏相互配合，共同维持人体的水液代谢平衡。

脾肾病变常相互影响，互为因果。如脾气虚弱，水谷精气生成不足，可致肾精不足，表现为腹胀便溏、消瘦、耳鸣、腰膝酸软、骨痿无力，或青少年生长发育迟缓等病症。若肾阳不足，火不暖土，或脾阳久虚，损及肾阳，可致脾肾阳虚之证，表现为腹部冷痛、下利清谷、五更泄泻、腰膝酸冷等症；脾肾阳虚，脾不能运化水液，肾气化失司，还可导致水液代谢障碍，出现尿少、水肿、痰饮等症。

09 如何辨别肾精不足证

肾精不足证是指肾精亏虚，生殖和生长发育机能低下所表现的证候。常由先天禀赋不足，或房室不节，过度耗伤肾精所引起。

（1）临床表现：小儿发育迟缓，身体矮小，囟门迟闭，智力低下，骨骼痿软；或成人早衰，发脱齿摇，耳鸣耳聋，失眠健忘；或男子精少不育，女子经闭不孕，性机能减退，舌淡，脉细弱。

（2）辨证分析：肾精不足，不能化气生血、充肌长骨，故小儿发育迟缓、身体矮小、囟门迟闭、骨骼痿软；无以充髓实脑，故智力低下。肾精不足，生殖无源，故男子精少不育，女子经闭不孕。肾之华在发，精不足则发易脱；齿为骨之余，精失充则齿摇早脱。肾开窍于耳，脑为髓海，精少则髓亏，故有耳鸣耳聋、健忘恍惚、神情呆钝。精亏骨失充养，故两足痿软、动作迟钝。舌淡，脉细弱，为肾精不足之象。

（3）辨证要点如下。

①本证以肾精亏虚，功能低下为主要病机。

②本证以小儿发育迟缓、成人生殖机能低下及早衰之象为辨证依据。

③本证有小儿发育迟缓或成人早衰等肾精不足的表现，以及男子精少不育、女子经闭不孕、性机能减退等肾病的定位症状。

［案例］沈××，男，31岁。三年前始见眼睑、面部水肿，因未及时治疗，病情迁延，逐渐出现下肢反复水肿。近两个月来，常感心悸而来就诊。

症见面色苍白，形寒肢冷，精神萎靡，心悸，腹部胀满，下肢水肿，按之凹陷，腰膝酸冷，小便短少，舌淡胖，苔白滑，脉沉迟无力。

主诉：反复下肢水肿三年，伴心悸两个月。

辨证：肾虚水泛证。

辨证分析：本证因久病失调，肾阳亏耗所致。腰为肾府，肾阳不足，温煦失职，故形寒肢冷、腰膝酸冷；阳虚气血温运无力，不能鼓舞阳气，故面色苍白、精神萎靡；肾主水，肾阳不足，气化失权，水湿内停，泛溢肌肤，故下肢水肿；水湿泛溢，阻滞气机，则腹部胀满；水气凌心，抑遏心阳，则心悸，膀胱气化失司，故小便短少；舌淡胖，苔白滑，脉沉迟无力，均为肾阳亏虚，水湿内停之征。

［案例］张×，男，34岁。患者结婚六年，至今无子女，半个月前曾到外地某医院检查，发现精子不正常，总数为不足，活动度小（20%）。自觉腰部酸软疼痛，精神疲乏，时有耳鸣，舌淡，苔白，脉细弱。

辨证：肾精不足证。

辨证分析：肾藏精，主生殖。肾精不足，生殖无源，故男子精少而不育；腰为肾之府，肾虚腰失所养，则腰部酸软疼痛；耳为肾窍，肾精不足，耳窍失聪，故时有耳鸣；肾虚全身机能活动低下，则精神疲乏；舌淡，苔白，脉细弱，为肾精不足之象。

10　如何辨别肾阴虚证

肾阴虚证是指肾阴亏虚，失于濡润，虚热内生所表现的证候。常由久病虚劳，房事不节，或温热病后期，灼伤肾阴所引起。

（1）临床表现：眩晕耳鸣，腰膝酸软，健忘，发脱齿摇，男子遗精，阳强易举，女子经少、经闭，或见崩漏，五心烦热，颧红盗汗，骨蒸潮热，形体消瘦，尿少色黄，舌红无苔，脉细数。

（2）辨证分析：肾阴为人身阴液之根本，具有滋养、濡润各脏腑组织，充养脑髓、骨骼，并制约阳亢之功。肾阴亏虚，脑髓、官窍、骨骼失养，则见腰膝酸痛，眩晕耳鸣，健忘，齿松发脱；阴亏则月经来源不充，故女子月经量少或经闭；若阴不制阳，虚火亢旺，迫血妄行，则见崩漏；若扰动精室，精关不固，男子则见遗精、早泄；虚火上扰心神，故烦热少寐。肾阴不足，失于滋润，虚火蕴蒸，故见口燥咽干、形体消瘦、潮热盗汗，或骨蒸发热、颧红、尿黄少。舌红少苔或无苔，脉细数，为阴虚内热之象。

（3）辨证要点如下。

①本证以肾阴亏虚，虚热内生为主要病机。

②本证以肾的常见症状和虚热之象并见为辨证依据。

③本证有五心烦热、颧红盗汗、骨蒸潮热、形体消瘦、尿少色黄、舌红无苔、脉细数等虚热的定性症状。

④本证有眩晕耳鸣，腰膝酸软，健忘，发脱齿摇，男子遗精、早泄、阳强易举，女子经少、经闭或见崩漏等肾虚的定位症状。

11 如何辨别肾阳虚证

肾阳虚证是指肾阳亏虚，温煦失职，气化失权所表现的证候。常由素体阳虚，或房劳过度，或久病伤阳所引起。

（1）临床表现：腰膝酸冷疼痛，畏寒肢冷，尤以下肢为甚，面色淡白或黧黑，神疲乏力，小便清长或夜尿多；或男子阳痿，精冷不育；或女子宫寒不孕，性欲减退；或大便久泄不止，或五更泄泻；或浮肿（腰以下为甚），按之凹陷不起，甚则腹部胀满，心悸久喘，舌淡，胖苔白滑，脉沉迟无力。

（2）辨证分析：肾主骨，腰为肾之府。肾阳虚衰，腰膝失于温养，故见腰膝酸冷。肾居下焦，阳气不足，温煦失职，故形寒肢冷，且以下肢发冷尤甚；阳虚气血温运无力，面失所荣，故面色㿠白；若肾阳虚惫，阴寒内盛，则呈本脏之色而黧黑；阳虚不能鼓舞精神，则神疲乏力。肾主生殖，肾阳不足，命门火衰，生殖机能减退，男子则见阳痿、早泄、精冷，女子则见宫寒不孕。肾司二便，肾阳不足，温化无力，故见小便频多、夜尿、大便稀溏或五更泄泻。舌淡苔白，脉沉细无力，尺脉尤甚，为肾阳不足之象。

（3）辨证要点如下。

①本证以肾阳亏虚，温煦、气化失常为主要病机。

②本证以性与生殖机能减退与畏寒肢冷、腰膝酸冷等虚寒之象并见为辨证依据。

③本证有面色淡白或黧黑、神疲乏力、舌淡、胖苔白滑、脉沉迟无力等虚寒的定性表现。

④本证有男子阳痿不举、精冷不育，女子宫寒不孕、性欲减退；小便清长、夜尿多、大便久泄不止、五更泄泻；浮肿，按之凹陷不起，甚则腹部胀满、心悸咳喘等肾病定位症状。

12　肾气不固证该如何识别

肾气不固证是指肾气不足，封藏固摄功能失职所表现的证候。常由先天禀赋不足，或久病劳损，伤及肾气所引起。

（1）临床表现：腰膝酸软，神疲乏力，耳鸣，小便频数而清，或尿后余沥不尽，或夜尿多，或遗尿，或小便失禁；或男子滑精、早泄；或女子带下清稀，胎动易滑，舌淡，脉沉弱。

（2）辨证分析：肾为封藏之本，肾气有固摄下元之功。肾气亏虚，膀胱失约，故见小便频数清长，或尿后余沥不尽，或夜尿频多，或遗尿，甚或小便失禁；精关不固则精易外泄，故男子可见滑精、早泄；女子带脉失固，则见带下清稀量多。冲任之本在肾，肾气不足，冲任失约，则见月经淋漓不尽；任脉失养，胎元不固，则见胎动不安，以致滑胎。腰膝酸软、耳鸣失聪、神疲乏力、舌淡、脉弱，均为肾气亏虚，失于充养所致。

（3）辨证要点如下。

①本证以肾气不足、固摄无力为主要病机。

②本证以肾和膀胱不能固摄的症状为辨证依据。

③本证有小便频数而清，或尿后余沥不尽，或夜尿多，或遗尿，或小便失禁；男子滑精、早泄；女子带下清稀、胎动易滑等肾病定位症状。

④本证有神疲乏力、耳鸣、舌淡、脉沉弱等气虚特点。

13 如何辨别肾不纳气证

肾不纳气证是指肾虚摄纳肺气功能失常所表现的证候。常由先天禀赋不足或老年肾气虚弱所引起。

（1）临床表现：久喘不止，呼多吸少，动则喘甚，腰膝酸软，自汗，神疲，声音低怯，舌淡，苔白，脉沉弱。喘息严重时，突然出现冷汗淋漓，肢冷面青，脉浮大无根；或气短息促，颧红盗汗，心烦，五心烦热，舌红无苔，脉细数。

（2）辨证分析：肾有摄纳肺所吸入的清气、防止呼吸表浅的功能，如若久病咳喘或者年迈体衰而致人肾气不足，不能摄纳吸入清气，就会有久喘不止、呼多吸少、动则喘甚等症。腰膝酸软为肾虚经脉失养所致。若偏于肾阳不足则有神疲、冷汗等症；偏于肾阴不足则有五心烦热、盗汗等虚热的症状。

（3）辨证要点如下。

①本证以肾气亏虚、纳气无力为主要病机。

②本证以久病咳喘、呼多吸少、动则喘甚为辨证依据。

③本证有腰膝酸软、自汗、神疲、声音低怯、舌淡、苔白、脉沉弱等肾气亏损的定位症状。

④本证可兼有肾阴虚证或肾阳虚证的症状特点，若兼喘息、肢冷面青等症状者为肾阳不足所致；若兼气息短促、颧红、盗汗、五心烦热等症状者为肾阴亏虚所致的肾不纳气证。

14　如何辨别膀胱湿热证

膀胱湿热证是指湿热蕴结膀胱，气化功能失常所表现的证候。常由外感湿热之邪或湿热内生，下注膀胱所引起。

（1）临床表现：尿频，尿急，尿道灼痛，尿血，尿有砂石，或尿浊，尿短赤，小腹胀痛急迫，或见发热，腰酸胀痛，舌红，苔黄腻，脉滑数。

（2）辨证分析：湿热留滞膀胱，气化不利，下迫尿道，故尿频尿急、排尿灼痛、尿色黄赤。湿热内蕴，津液被灼，故小便短少；湿热伤及阳络，则尿血；湿热久恋，煎熬津液成石，故尿中可见砂石；湿热郁蒸，则可发热。下焦湿热波及肾府，故见腰痛。舌红、苔黄腻、脉滑数，为湿热内蕴之征。

（3）辨证要点如下。

①本证以湿热蕴结膀胱，气化失常为主要病机。

②本证以尿急、尿痛、尿频和湿热症状并见为辨证依据。

③本证有尿频、尿急、尿道灼热、尿血、尿有沙石等膀胱病的定位症状。

④本证有发热、腰酸胀痛、舌红、苔黄腻、脉滑数等湿热的定性特点。

15 中医肾病常见症状有哪些

中医肾病临床常见的症状有阳痿、滑精、早泄、遗精、腰冷酸痛、下肢痿软、气喘、耳鸣耳聋、骨蒸潮热、虚烦失眠、健忘，或水肿、小便不利、尿频、尿闭、遗尿等。其发生机理分析见下表：

肾病临床常见症状	发生机理
阳痿、滑精、早泄、遗精	此皆生殖机能衰弱的表现。肾阳虚衰，命门不足，不能鼓动则阳痿；肾气虚损，精关不固，失其封藏固摄之权，精液不交而自流，则滑精或早泄；因梦而遗，谓之遗精，多由肾阴虚，相火妄动所致
腰冷酸痛、下肢痿软	腰为肾之府，肾主骨。肾的阳气虚损，肾精不充，则不能温煦或滋养腰膝，或寒湿、湿热阻滞经脉，气血运行不畅，故见腰冷酸痛、骨软无力、下肢瘦弱
气喘	肺主呼吸，肾主纳气。肾气虚损，失其摄纳之权，气浮于上，不能纳气归元，故见呼多吸少而气喘
耳鸣、耳聋	肾开窍于耳，肾精可生髓充脑，脑为髓之海。肾阴虚，肾精不充，髓海空虚，则脑转（眩晕）耳鸣如蝉，虚甚则耳聋失聪
骨蒸潮热	肾阴不足则肺阴虚损，肺肾阴虚，阴不制阳，则虚热内生，而见骨蒸潮热
虚烦失眠、健忘	多由肾阴不足，心肾不交，心神不能入舍，则虚烦而难寐。肾精亏虚，髓海不充，轻则记忆力减退，重则健忘
小便不利、尿闭、水肿	多由肾阳虚损，气化失司，关门不利，水液不能蒸腾汽化或下输所致。水液排出不畅，则小便不利；气化障碍则尿闭不通；水邪泛滥于肌腠，则发水肿
尿频、遗尿	多由肾气虚衰，封藏固摄失职，膀胱失约所致

第 2 章　西医肾病的中医治疗方法

01　多囊肾中医治疗经验

多囊肾属于遗传性病变，是指肾脏发生多个囊肿，囊肿进行性增大导致肾结构和肾功能损害的一类单基因遗传性疾病，早期临床可无症状。随着囊肿的增大，多数患者在 30～50 岁发病，也有年轻发病的记载，其表现为腰或腹疼痛（可钝痛、刀割样痛或者刺痛），多在腹部、侧腹及背部，常有高血压、血尿和蛋白尿，中晚期可能出现肾功能损害、尿毒症临床表现。随着年龄的增大，可发展至终末期肾损害。

中医认为本病的发生与先天禀赋有关。由于先天不足，后天气血不和，加之容易感冒，不加强锻炼，或者用药不当，饮食偏嗜，使病情演变较快。如有家族史者应及早检查或筛查，以便生活中注意加强锻炼，可控制囊肿增长。同时，还应定期检查尿及 B 超等，观察囊肿增长情况，如果得到确诊，应及早治疗，控制囊肿增大，以免影响肾的泌尿功能。如果症状明显应积极治疗，延长寿命，提高生活质量。具体治疗方法有以下几点。

（1）中药治疗：应以活血化瘀、利水排毒为主，常选的药物有丹参、三棱、熟地、鳖甲、地鳖虫、蜂房、车前草、山药、山芋等，临床可根据舌、脉象辨证进行加减。

（2）中医还可采用下列方法配合：①磁场治疗，磁场是人类生存的重要物质，可采用磁波辐射的办法抑制囊肿的增长，改善肾小球通透性，保持肾泌尿功能正常。②药浴的办法，可用活血化瘀之当归活血补血，黄芪补益正气及清热解毒利湿之蒲公英、陈皮、茯苓、车前草等每天药浴一次，以调节全身免疫力。③坚持每晚用川芎、大黄、艾叶泡脚，起到调节全身脉络，使之气血平和，抑制囊肿增大。

（3）教育患者要参加有益身心健康的活动，特别是腰部肾俞穴，自我按摩锻炼。每天坚持爱肾操、太极拳锻炼，均可提高肾功能。

（4）教育患者少饮酒、少吸烟、少食辛辣刺激之品，保持饮食清淡。

02 中医治疗急性肾小球肾炎

急性肾小球肾炎是以急性肾炎综合征为主要临床表现的一组疾病。其特点为急性起病，患者以血尿、蛋白尿、水肿和高血压为主要临床症状，多由链球菌及其他细菌、病毒及寄生虫感染引起。中医认为本病的发生与外邪有关，以风、湿、热、毒多见。由于外邪伤及肺、脾、肾引起水液代谢出现水肿。临床除水肿外，还自觉头痛、血尿、腰酸、腰痛，水肿多以颜面水肿开始，逐渐蔓延至全身，测血压偏高，尿检有蛋白及潜血、红细胞管型、尿中泡沫增多、尿混浊等。具体治疗方法有以下几点。

（1）西医常规以抗感染、利尿、降压等对症治疗。必要时可用激素（泼尼松）等治疗。可运用自然免疫平衡疗法，缩短临床治疗时间。

（2）中医临床常以辨证治疗为主，对于改善急性肾炎病情，减轻临床症状有效。常以疏风利水，宣肺解毒，清热，辅以健脾、利湿、凉血等。

常用中药：黄芪、防己、麻黄、连翘、车前子、白茅根、大腹皮、猪苓、茯苓、白术、泽泻等。

临证可根据血尿、蛋白尿的偏重进行加减，中医依据风、热、湿、毒的偏重来灵活加减运用。

（3）中成药有肾炎康、血尿康、肾保康、苓桂术甘丸等。

（4）中医选用针灸穴位多以肾俞、关元、中极、膀胱、足三里、三

第2章 西医肾病的中医治疗方法

阴交、涌泉等进行脉冲治疗，能有效调节人体免疫功能，使肾小球恢复功能。选用黄芪注射液穴位封闭也有一定疗效。

（5）中医主张早治、早防，及早治疗避免发展至肾功能不全。忌食辛辣刺激食物。康复期坚持爱肾操、太极拳等锻炼，有益预防复发。

03 中医治疗尿路感染的方法

尿路感染可分为上尿路感染（肾盂肾炎）、下尿路感染（膀胱炎），除明确细菌外还有很多微生物（如结核分枝杆菌、真菌、衣原体和某些病毒），侵入尿路均可引起感染，临床表现可无、可轻、可重。其主要表现为尿频、尿急、尿痛、头痛。血常规检查血细胞计数升高，尿检中有白细胞、红细胞，尿细菌培养均为阳性，另外还有无症状细菌尿。中医认为尿路感染主要是下焦湿热，与肝、胆、脾、肾有密切关系。主要病机为湿、热、毒侵及肝、胆、肾，脾胃湿热，下移下焦可引起膀胱经不调，引起一系列临床症状。也有由于邪久致正虚，久病伤肾，主要归属中医"淋症""肾瘅""肾着"范畴。具体治疗方法有以下几点。

（1）中医治疗主要以辨证施治为主，根据病情，常以清热利湿通淋为主，主要有石韦、车前草、白茅根、滑石、蒲公英、瞿麦等，临床根据病变属湿、属热、属虚进行辨证加减。

（2）常用中成药有血尿康、肾复康，各2粒，每日3次。还有三金片、尿感宁冲剂及八正散等，如久病气虚，可配补中益气丸。

（3）可配合穴位刺激，选用肾俞、膀胱、三阴交、中极等穴位治疗。还可选用中药补肾，在神阙穴贴敷。

（4）还可选用杀虫中药,百部、苦参、川椒、细辛、蒲公英外阴熏洗（女性），疗效甚佳。

（5）中医以"正气存内，邪不可干"，主张加强体育锻炼，坚持练习爱肾操、太极拳等,有益预防复发。

04 中医治疗肾结核的经验

肾结核是全身结核病的一部分。肾结核绝大多数继发于肺结核,是泌尿系及男性生殖系统结核病的初发灶。泌尿系结核从肾开始,逐以蔓延至输尿管、膀胱和尿道。西医目前认为肾结核是泌尿系外科的常见病之一。肾结核的临床表现取决于肾脏病变的范围。早期结核病变无明显症状,一般可有午后低热、盗汗、腰酸困痛,尿检有红细胞、潜血及微量蛋白,少数有白细胞。尿中可查出结核杆菌。随着时间的延长可能出现类似泌尿系感染的临床表现,如尿频、尿急等。用普通抗生素治疗疗效不理想,做尿沉渣示结核杆菌呈阳性,结核菌素实验阳性率高。具体治疗方法有以下几点。

(1)西医主张用抗结核药正规治疗,在无效及病灶大的情况下考虑外科手术治疗,在抗结核治疗的同时要定期检查肝功能。

(2)中医认为本病属"痨瘵""虚痨"范畴,认为是正气虚弱,感受痨虫,患者除泌尿系症状外还有潮热、盗汗、身体逐渐消瘦等症状。中医辨证为"肺肾阳虚""虚火亢盛",当滋阴降火,清热止淋,补虚培元,抗结核杀虫。方药当选百部、百合、苦参、知母、黄柏、白茅根、车前草等药。临证根据虚实辨证,虚则补之,实则泻之,火盛当以滋阴降火为主。

(3)可选用中药清热解毒,杀痨虫,用苦参、百部、艾叶进行泡脚,可起到调经络、降虚火、杀痨虫之功效。

(4)可选用中药贴敷。中药仍采用滋阴降火补肾之中药,在肾俞穴、膀胱穴贴敷,配合红外线照射,使药效直达病部,疗效更快。

(5)中医在辨证的基础上配合上述疗法,加抗结核药治疗以防止副作用,避免外科手术治疗。

05　中医治疗尿路结石的经验

尿路结石是最常见的泌尿系统疾病之一。根据发病部位可分为上泌尿结石和下泌尿结石。该病形成机理尚未完全阐明，结石的发生受基因、饮食和环境因素的影响。随着经济发展，近年有上升趋势。其多与饮食中动物蛋白增多，纤维素减少，高温环境及活动减少有关，不是单一因素决定的。中医认为本病属"淋证""血尿""腰痛""腹痛"范畴，可能是由于饮食肥腻，致湿热内结，饮水过少，阴虚火旺，灼津成石。在治疗上多采用清热利湿，活血凉血，或滋阴降火，通淋排石。近年来研究表明，中医药排石治愈率比较高。具体治疗方法有以下几点。

（1）中医主张未病先防的原则，即进行健康教育，多饮用健康卫生的水，促排泄。饮食清淡，多食蔬菜及纤维素高的食物，避暑抗高温，常规检查，早期防治。

（2）中药治疗：常用的中药有竹叶、木通、栀子、黄柏、石斛、芦根、金钱草、海金沙、鸡内金、白茅根、小车前草等药，临证可根据患者湿热、热毒、体质情况进行辨证加减。

（3）针灸物理治疗：①根据病情可选用肾俞、膀胱、足三里、三阴交、关元等穴位，针刺或者脉冲；②可选用磁波治疗，直接作用于肾输尿管，受磁波干扰缓解疼痛，促进肾输尿管蠕动，还有利于石头化小排掉；③离子超导治疗，有效化石、排石。

（4）常饮菊花水有预防治疗结石的作用；饮水用磁化杯饮用，还可用含麦饭石的饮水杯饮水；加强锻炼可有效防治泌尿系结石的形成。

06　中医治疗隐匿性肾小球肾炎的经验

隐匿性肾小球肾炎是一组以血尿和（或）蛋白尿为主要临床表现的

肾小球病变。无水肿和高血压肾功能损害，往往不引起人们的重视。临床与其他肾小球病相鉴别，最终诊断依靠肾活检确诊。中医以症状诊断为主，但随着临床的发展及人们健康意识的增加，通过体检此病才得以发现。中医认为，本病的发生是由正气不足、体质虚弱导致。与脾、肾关系密切，认为脾不统血，肾失固摄而致血和蛋白从尿中排出，属中医的"血尿""尿浊"范畴。该病由于本虚标实，病情缠绵，治疗需要耐心。具体治疗方法有以下几点。

（1）常用中成药：血尿康、肾复康、肾保康及济生肾气丸可治愈。

（2）中药：常以补脾益肾为主，药可选用黄芪、当归、熟地、山药、山芋、川牛膝、车前子、地榆、芡实等。

（3）可以选用中医经络调理脾胃：①选用中药贴敷，常以黄芪、川牛膝、白茅根、三七等肾俞穴贴敷；②选用上药进行超声波导入治疗；③可以选用药浴调理。

（4）加强体育锻炼，提高身体素质，做爱肾操、散步、太极拳轻级运动。

（5）要经常定期检查，严防病情演变，及早治疗。

07　中医治疗肾病综合征的临床经验

肾病综合征由大量蛋白尿（＞3.5g/L）、低蛋白血症（血浆白蛋白＜30g/L）、高脂血症及水肿组成，其中前两条必备。在除外系统性疾病及遗传性疾病所致的继发性肾病综合征后，原发性肾病综合征诊断即成立。

1. *治疗理论*

现代医学：双向调节自然免疫平衡，使机体恢复正常的免疫三大功能（防御、稳定、监视）。

中医学：扶正祛邪，调整阴阳，健脾益肾，宣肺理气。

现代免疫学中所提及的防御功能是指抵抗病原微生物的感染，与中

第2章 西医肾病的中医治疗方法

医的正气抗御外邪的作用相似；自稳功能是指清除自身抗原，稳定内环境平衡，与中医的正气调节阴阳、清除内邪、维持阴阳平衡的作用相似；免疫监视功能是清除体内突变细胞，以免发生肿瘤，与中医正气协调脏腑经络气血，不致形成痰积血瘀相似。

2．治疗方案

运用自然免疫平衡体系，即以中药为主，中西医结合的方法，多途径、多靶点，内服外用，整体调节，疏通经络，调畅气机，激活再造肾脏功能。

（1）口服中成药：肾复康胶囊（主要成分：人参、鹿茸、冬虫夏草、茯苓、泽泻、蜈蚣、地龙、神曲、穿山甲等）每日3次，每次3～5粒，饭后半小时口服；肾保康胶囊（主要成分：黄连、茯苓、金银花、冬虫夏草、牡蛎等），每日3次，每次3～5粒，饭后半小时口服；肾炎康胶囊（主要成分：雷公藤、冬虫夏草、人参、黄芪、山药、鸡内金、神曲等）每日3次，每次2～3粒，饭后半小时服用。肾功能不全者，加服肾衰康胶囊（主要成分：人参、冬虫夏草、大黄、泽泻、水蛭、干姜、神曲、牡蛎等）每日3次，每次3～5粒，饭后1小时口服。以上用药均需白茅根，每日50克煎水冲服，14岁以下儿童酌情减量。

（2）口服中草药汤剂：黄芪40克、僵蚕9克、红花5克、川芎10克、山萸肉10克、土茯苓15克、石韦15克、益母草30克、黄芩9克、鱼腥草30克、金樱子10克、车前草15克、蝉衣10克、苏叶10克、乌梅15克、全虫5克、露蜂房15克等。依各人病情辨证加减。水煎服，每日一剂，早、晚分服。

肾功能不全者，改服附子（先煎）15克、干姜10克、制大黄15～30克（后下）、佩兰10克、黄连15克、人参5～10克、黄芪30克、砂仁10克、车前子30克、白术15克、六月雪15克、神曲15克、藿香10克等，再依病情辨证加减，水煎服，每日一剂，早、晚分服。并加中药灌肠，每日或隔日1次。组方：大黄15～25克、制附子15克、煅牡蛎50克、蒲公英50克、六月雪15克、丹参15克、黄芪20克、甘草6克，煎水约200毫升，35～37℃灌肠，保留1小时。

（3）静脉点滴复方液体的基本原则：活血化瘀贯始终，抗凝溶栓要适中，利尿消肿看病情，对症消炎要及时，积极控制并发症。

常用药：黄芪注射液、丹参注射液、川芎嗪注射液、阿魏酸钠注射液、呋塞米、654-2注射液、尿激酶、降纤酶、肝素（或肝素钙）、三磷腺苷、辅酶A等。

（4）特色治疗主要有中药离子超导治疗、中药穴位注射、足部药浴、肾部磁波治疗、熏灸、中药贴敷等，依病情选用。

（5）肾保健操（爱肾操）及饮食治疗。

3. 中医治疗难治性肾病综合征的临床经验

难治性肾病综合征是指肾病综合征患者具备以下任何一种情况者：①激素抵抗者（泼尼松片正规治疗8周无效者）；②激素依赖者（在减药过程中复发或1年复发3次或半年内复发2次）；③不能耐受激素副作用者（在激素治疗过程中出现严重并发症被迫停药者）。

其治疗理论及方案除同肾病综合征相同外，另加以下方案。静点地塞米松，连用3天后，口服泼尼松片，视病情可用CTX（环磷腺胺）静点，以及氮芥加生理盐水静脉注射，每周1～2次。

由于激素属阳刚之品，服药后可出现医源性肾上腺皮质功能亢进症，表现出阴伤燥热的症状，如兴奋、失眠、潮热盗汗、口干舌燥，严重者出现精神症状、消化性溃疡、出血等，应给予滋阴降火类汤剂。如生地、知母、丹皮、玄参、黄柏、旱莲草、女贞子，每日一剂，既能大幅度减少大剂量激素引起的副作用发生率，又能提高肾病综合征对激素的敏感性。在激素减量和小剂量治疗阶段可出现不同程度的激素撤减综合征，

第 2 章　西医肾病的中医治疗方法

如乏力、腰膝酸软、畏寒、肢冷等气虚、阳虚的症状，原来的阴虚火旺逐渐减轻，即出现了医源性证型转化。中药治疗应在上阶段滋阴降火的基础上，逐渐加大补气温阳药的力度，如黄芪、菟丝子、补骨脂、仙灵脾等，有助于减少机体对激素的依赖，拮抗外源性激素反馈抑制，防止减量反跳及出现激素撤减综合征。在激素的维持治疗阶段，激素接近生理剂量，副作用少，此阶段治疗的目的主要是增强体质，防止病情反复。对成人以补肾为主，对小儿以健脾为要。补肾常用黄芪、山药、熟地、山萸肉、枸杞子、肉苁蓉、女贞子、旱莲草等，健脾常用党参、白术、茯苓、山药、莲子、陈皮、法半夏、炒麦芽等。

肾病综合征患者体内高凝状态的形成是由于水津输布失调所致，而肺、脾、肾是水津输布过程中的三个主要脏器，其标在肺、其制在脾、其本在肾。在水津输布过程中，肺、脾、肾三脏通常是互佐互成，因此应当肺、脾、肾同治，尤其是脾、肾同治更重要。

第 3 章 中医肾虚与护肾养生

01 中医肾虚是怎么一回事

中医解释肾的概念主要是从功能的角度来说的，涵盖了人体的生殖、泌尿、神经、骨骼等多个组织、器官，起调节人体功能、为生命活动提供"元气""原动力"的作用。"虚"主要是功能低下、营养缺乏的结果，肾虚会表现出与肾相关的机能减退，比如记忆力减退、肾功能低下、容易骨折、贫血、憋不住尿、腰腿酸软等。这些都是中年人常见的症状，但并不能一概而论，以为出现上述症状就肯定是肾虚。

肾虚分肾阴虚和肾阳虚，在临床上，阴虚较阳虚更为常见。肾阳虚的表现是面色苍白或黧黑，腰膝酸冷，四肢发凉，精神疲倦，浑身乏力；男人阳痿早泄，女人不孕，性欲减退；便不成形或尿频、清长，夜尿多，舌淡苔白。肾阴虚的表现是面色发红，腰膝酸软而痛，眩晕耳鸣，齿松发脱；男子遗精、早泄，女子经少或闭经；失眠健忘，口咽干燥，烦躁，动则汗出，午后颧红，形体消瘦，小便黄少，舌红少苔或无苔。肾虚是人体衰老的体现，老年人肾虚是衰老引起的不可抗拒的生理过程，叫生理性肾虚，而中年人出现肾虚症状就是一种未老先衰，叫病理性肾虚。对于中年朋友，要改变未老先衰，就应当及时补肾，改善肾虚衰老症状。

小贴士

一些人认为腰痛就是肾虚,其实这是一个认识上的误区。腰痛未必是肾虚,仅用补肾的方法治疗腰痛,很容易延误病情。临床中常见到一些慢性腰痛,如慢性腰肌劳损、椎间盘退变等病变引起的腰痛,用补肾壮阳的药物治疗确实有时有效。但并非所有的腰痛都与肾虚有关。补肾药大多药性温热,患腰椎结核、腰椎化脓性感染、强直性脊柱炎等湿热证的患者如果服用,就会加重病情。腰痛只是一种症状,除了腰部骨与关节、肌肉等组织的病变可引起腰痛外,腰部附近的内脏疾患也可引起腰痛。

02 中医肾虚与西医肾病的区别

不少人对"肾虚"这个中医病名不太清楚,以为肾虚就是肾脏有病,以致忧心忡忡,四处求医,常常全面检查却找不出肾脏异常。其实,中医讲的"肾虚"与西医讲的肾脏病是两回事,二者在生理、病理上的含义都不同。中医学所讲的"肾虚"概念中的"肾",不仅指解剖学上的肾脏,而是一个生理作用相当广泛,与人体生殖、生长发育、消化、内分泌代谢等都有直接或间接关系的重要脏器。肾虚症状是一宽泛的概念,它包括泌尿系统、生殖系统、内分泌代谢系统、神经精神系统及消化、血液、呼吸等诸多系统的相关疾病。

中医认为,"肾为先天之本",具有"藏精"的功能,肾精充盛则人能正常地发育和生殖,反之男子就易发生阳痿、遗精,女子就易发生不孕、闭经等病症;此外,肾主骨生髓,脑为髓海,人若骨、髓、脑三者健壮充盛,则智力聪敏、精力充沛、身体强健。如年老肾虚、年幼肾气不足或因房劳太过、久病失养耗伤了肾精，就会导致腰膝酸痛、反应迟钝、动作缓慢。

中医还有"肾主纳气"之说，是指肾能帮助肺吸气，故称"纳气"。临床上常可见到年老肾虚者，由于纳气困难，出现呼多吸少的气喘病。人老了往往会出现听力下降、耳鸣、耳聋，中医认为这也是肾虚之故，因为"肾开窍于耳"。人体毛发生长脱落的过程，更反映了肾气盛衰的过程。肾气盛者，毛发茂密，有光泽，正所谓"肾，其华在发"；肾气亏者毛发枯萎、发白，甚至脱落。至于某些慢性腰痛也与肾虚有关。由此说来，患者出现上述种种功能障碍，都说明肾脏出现了亏损，与西医所说的肾脏有病截然不同。

03　为什么说肾虚为百病之源

中国有句老话：肾为百病之源。为什么肾虚关节疼？为什么中医上讲，骨关节的病都是肾虚、肝火旺带来的呢？因为人是靠血液循环生存的，血液循环是靠气来运转的，人死了叫"断气"，而不叫"断血"，说明气不好，血液循环就不好；哪个部位的血液循环不好，哪个部位就该生病了。中医所说疾病的根源，就是气血不平衡，同时也说明了人是靠气活着的。靠的什么气？就是我们的肾气，所以肾虚为百病之源，肾又是肝的使者，肾虚肝火就旺，肝火旺血就热，血热则营养不均衡，人就生病。

04　肾虚与亚健康的关系

在临床上，精神萎靡、腰酸腰痛、体力不支、睡眠不佳（包括失眠、多梦、嗜睡）、肾功能减退、遗精、尿量多或尿如脂膏、头晕目眩、耳鸣、耳聋、口干、盗汗、低热、手足心热等都可以归纳为"肾虚"。然而，当你仔细分析之后会发现，中医所说的肾虚和西医认可的亚健康状态颇有相似之处。其一，多数肾虚的患者和亚健康患者在就诊时无法区分，它们有症状的相似性。其二，它们的定义都很抽象，都是以一堆症状来确定。不同点是，肾虚的概念由来已久，往往把一些器质性疾病也列入其中。因此，确切地说如果是由于脏腑功能性引起的肾虚，其实和西医所说的亚健康是等同的。

05　中医对肾虚的病因概括

从引起肾虚的先天因素来看，首先是先天禀赋薄弱。《灵枢·寿夭刚柔》篇说："人之生也，有刚有柔，有弱有强。"由于父母体弱多病，精血亏虚时怀孕；或酒后房事怀孕；或年过五十精气力量大减之时怀孕；或男女双方年龄不够，身体发育不完全结婚，也就是早婚时怀孕，或生育过多，精血过度耗损；或妊娠期中失于调养，胎气不足等都可导致肾的精气亏虚成为肾虚证形成的重要原因。其次，如果肾藏精功能失常就会导致性功能异常，生殖功能下降，影响生殖能力，便会引起下一代形体虚衰，或先天畸形、痴呆、缺陷，男子出现精少不育、早泄，女子出现闭经不孕、小产、习惯性流产等。从肾虚证形成的后天因素来看，有以下几个方面。

竞争残酷，压力过大：现代文明带来的困惑，使多数人承受着巨大的身心压力，身心俱疲，精力衰退，从而出现失眠、食欲减退、乏力、烦躁、脾气暴躁、神经衰弱等肾虚、脑虚症状。

生活无节：吸烟、饮酒、作息没有一定的规律，过度劳累，均会损伤肾脏致使肾虚。

纵情色欲：不良习惯，如过度手淫、性生活过频，可直接损伤人体的肾精，造成肾虚。

现代污染：环境污染、空气污染、食品污染、核磁辐射、噪音等使许多毒素淤积在人体内，威胁健康。例如食品污染，食品中的激素样物质、填充剂过多，人们食用后相当于口服了激素，致使人体肾上腺不分泌激素或分泌的少了，时间长了，导致肾上腺这个器官废用，甚至畏缩，所以很多人会出现性功能下降、早泄、生殖器短小等。

滥用药物：现代人一有病就用药，很多药物对肾脏有损伤，例如庆大霉素、丁胺卡那、复方新诺明等。其次，食物中的农药、化肥，可直接损伤人体的肾脏。再一个错误是壮阳药物滥用。药店里卖壮阳药的很多，而医生也多采取补肾阳之法，这对人体危害极大，患者甚至医生也不知道壮阳药品的危害，壮阳之药品对人体来说如同少油之灯，你硬要用火柴点火头，只能解一时之快。

肾精自衰：人过中年以后，人体肾精自然衰少，这是生命壮老的自然规律，但自衰的早迟程度、快慢，又取决于素体的强弱和平时调摄是否得当。如素体本虚之人，加上烟酒、过度房劳，势必加快肾精自衰的过程。

邪毒犯肾：邪毒者，乃湿热疫毒、瘀血湿浊、淋浊结石之类，即现代医学所说的上呼吸道感染、泌尿系感染、肾炎、肾结石等可破坏人体的肾脏。因此，邪毒犯肾也是引起肾虚的重要原因。

他病及肾：人体各脏腑之间，不仅在生理上具有相互资生、相互制约的关系，而且病理上常相互影响。当某一脏或某一腑发生病变时，除了表现本脏的证候外，在一定的条件下，还可影响其他脏而出现病症。肾为先天之本，元阴、元阳封藏之所，五脏六腑皆赖肾精濡养，同时五脏之病病久必穷及肾脏。《难经》就明确提到"脾病传肾""肺病传肾"的问题。五脏之中还有肝病传肾、心病传肾的问题。从肝病及肾来说，肝藏血，肾藏精，肝肾同源，精血互生，是故肝血不足也可引起肾精亏损的病症。从心肾来说，心气久虚不能下通于肾，肾失心气之助，可致肾志失藏，肾精失固，肾气亦虚。这些都是他病及肾的病理所在。所以许多疾病末期常补肾来治疗。例如哮喘后期的治疗，我们往往不治肺，不平喘，而去补肾固精，就是这个道理。

06　为什么说女性更容易肾虚

新时代女性生活压力大，工作繁重，但若懂得调控日常饮食，保养好脾肾，必然能明艳照人。说到肾虚，人们都想到这是男人的病，肾虚可造成男性不育、早泄等性功能问题。女性会肾虚吗？答案是肯定的，会！后果：将造成性冷感、不孕等。女性跟男性比较，阳气较虚弱，再加上工作与家庭的压力、寒凉饮食，或是长期处在冷气设备的工作环境中，更容易形成肾虚，最后变成早衰。

07　男性阳痿是不是就是肾虚

阳痿是阳事不举或临房而不坚之症，相当于现代医学的性神经衰弱症。中医认为，其多由房室太过，以致精气大伤，命门火衰，即是肾气大虚。但临床上也可以见到一些由心脾气损或恐惧伤肾引起的，还有的是由湿热下注引起的。阳痿可伴见小便短赤，下肢酸困，舌苔黄，脉沉滑等。阳痿诱因众多，并非肾虚的代名词。

08　怕冷、四肢冰凉是不是肾虚的表现

40岁刚出头的邓女士是肾阳虚所致怕冷、四肢冰凉的典型病例。邓女士四肢冰凉近3年，不论是冬天还是夏天，特别是晚上睡觉时，别人的手脚很早就暖和了，但她睡到半夜还是冰凉冰凉的。最近1个月，她除了四肢冰凉外，还伴头昏耳鸣的症状，吃不好，睡不好，精神负担逐渐加重。邓女士是不是患了肾虚证呢？

四肢冰凉是一种自觉症状，它并非具体的疾病。在多种慢性疾病的过程中，患者都可以出现四肢冰凉，通常也伴有该病的其他症状，理化

检查支持该病的诊断。但在临床上,有部分求治者确实只有四肢冰凉而无其他症状,或以此为主症,理化检查无阳性发现。这种以四肢冰凉为主要症状者,可以采用中医辨证论治治疗。经过中医诊断,邓女士属于肾阳虚型患者,经服温补肾阳为主的汤药1个月后,症状大减,继以桂附地黄丸连续服用3个月,她四肢冰凉和头昏耳鸣的症状消失。

不过,四肢冰凉并非都是由肾阳虚引起的,也可由脾阳虚、心阳虚或阳虚血弱复感外寒所致。中医认为肾主一身之元阳,人体一身之阳气,非肾阳不能发。故肾阳亏虚者,大多畏寒怕冷,肢体冰凉,小便清长。但怕冷畏寒,有表证与里证之分。表证者,是阳气受阻于里,不能达表,故感怕冷;里证者,有脾阳不足、肾阳不足之不同,前者怕冷以腹部怕冷为主,伴消化不良、纳食不香、腹部胀闷、泻下清稀等,后者主要是腰膝怕冷,伴夜尿频长。因此,怕冷有表、里之分,有脾阳不足与肾阳不足之分,不可全归之于肾虚。所以对于怕冷、四肢冰凉用药重点在于辨证准确,否则易出现吃药不讨好,轻则无功而返,重则还会加重病情。因此,掌握各类证型的特点显得格外重要。

(1)肾阳虚:表现为四肢冰凉,尤其以两足为甚,可以并见怕冷、腰和小腿酸痛乏力、小便清长或夜尿频多、头晕目眩、精神萎靡、面色黧黑、性欲减退、女性宫寒不孕,或尿少水肿、舌淡而胖。骨质疏松症、肾上腺皮质功能减退症、慢性肾炎、慢性肾衰等多出现此证。

方药:四逆汤合肾气丸加减,淡附片(先煎)、干姜、桂枝、熟地、山茱萸、炒山药、仙灵脾、补骨脂各10克,茯苓12克。也可用中成药如金匮肾气丸或桂附地黄丸,每次8丸(浓缩丸),每日3次。

(2)脾阳虚:四肢发冷而兼有腹胀、食欲不振、大便稀烂且次数增多、口淡不渴、畏寒。或见肢体困重,甚则周身水肿,或带下量多稀白。糖尿病四肢血管神经病变、甲状腺功能减退等疾病多出现此证。

方药：理中丸加味，党参15克，干姜、炒白术、煨木香、桂枝各10克，砂仁、白蔻仁、炙甘草各3克。也可用中成药附子理中丸或香砂六君丸，每次5克，每日3次。

（3）心阳虚：四肢冰凉，怕冷，心慌气短，心胸憋闷作痛，面色晦暗、虚浮，或下肢水肿。冠心病、慢性心功能不全、心源性哮喘等疾病多出现此证。

方药：回阳救急汤加减，党参15克，淡附片（先煎）、干姜、炒白术、茯苓、制半夏各10克，五味子6克，肉桂、炙甘草各3克。

09 眼圈发黑是不是就一定肾虚

中医学认为，色黑入肾，因此不少人以为眼圈黑与肾有关，是肾虚的表现。诚然，在临床中确有因肾虚而致眼圈发黑的患者，然而，眼圈发黑未必人人都是肾虚。

过度劳累，长期熬夜，或化妆品颗粒潜入眼皮，以及眼睑受伤引起皮下渗血，都能导致眼周皮肤代谢功能失调，使色素沉积于眼圈。而眼窝、眼睑处静脉曲张或长期眼睑水肿，致使静脉血管阻塞，也能形成眼圈发黑。

眼圈发黑还有可能是一些妇科疾病的信号。有的妇女早起时发现自己的眼圈发黑，经久不消，这很可能是由痛经或月经不调引起的。祖国医学认为，痛经或月经不调多因情志不遂、忧思悲怒、肝郁气滞、瘀血阻滞所致，或由起居不慎、经期感受风寒湿冷引起。而黑眼圈正是气血运行受阻在面部的表现。经血量过多或患功能性子宫出血的女性，也易出现黑眼圈。

一些慢性病也有可能导致出现黑眼圈。如慢性肝病患者，特别是肝功能不正常的患者，黑眼圈往往难以消退。慢性胃炎反复发作，引起消化、吸收功能减退者，眼圈也常常发黑。此外，动脉硬化、更年期综合征、大病之后体质虚弱、肾炎、肾衰竭、呼吸衰竭、再生障碍性贫血、血小板减少性紫癜、甲状腺功能减退、柯兴氏综合征等都会造成眼周微循环障碍，以致瘀血阻滞，引起眼圈发黑。

10 有遗尿症状的人是不是有肾虚

从临床角度看，遗尿包括两种情况：一则指遗尿病，即俗称的尿床；二则指遗尿症，即不仅是将尿液排泄在床上，同时也在非睡眠状态或清醒时将尿液排泄在衣物或其他不宜排放的地方。从病理角度看，前者多为神经功能不协调所致，多为单纯性、持续性，即除尿床外无其他伴随症状。后者多为器质性病变，诸如神经系统的损害、相关器官的占位性病变，多为伴随性和一过性，即除尿床外还有其他更明显的病理表现，可随其他病变好转而好转。肾虚遗尿临床上常见证型有二。

（1）肾气不固：主症为腰膝酸软，倦怠思睡，阳痿遗精与女子性冷淡，头晕耳鸣，尿清遗尿，舌淡苔白，脉细无力。

（2）肾阳亏虚：症见神疲怯寒，腰腿酸软，面色苍白，尿清频数而遗尿，舌淡有齿印，苔薄白，脉细无力。

亦见肝肾阴虚、气阴两虚、脾肾阳虚、肝经湿热与下焦湿热等多端（肝肾同源，同属下焦）。肾气不固者常用金匮肾气丸加减，肾阳亏虚者可用缩泉丸（山药、益智仁、乌药）合桑螵蛸散化裁治疗。

> **小贴士**
>
> 遗尿症验方应用：
>
> （1）露蜂房焙干研末，每服 3～5 克，每日 1～2 次，糖开水温服，适宜于肾阳虚者。
>
> （2）韭菜籽 1 份，桑螵蛸 4 份，煅牡蛎 4 份，枯矾 1 份，加水

煎至500毫升，加适量苯甲酸钠防腐及糖调味，于临睡前服50毫升。

（3）猪尿泡（膀胱）一具，小茴香、五味子适量，共煎煮，吃泡喝汤。

（4）硫磺9克，葱根7个，捣烂睡前贴脐部。

11　男子遗精与肾虚有关吗

肾虚遗精临床常见两大类型。

（1）肾气不固：症见面苍少华，腰膝酸软，头晕耳鸣，遗精频作，舌淡苔白，脉细无力。

（2）心肾不交：症见心悸健忘，腰腿酸困，心烦失眠，梦遗频作，小便短赤，舌红少苔，脉细数。

前者多伴甲状腺素、肾上腺糖皮质激素、睾丸素、绒毛膜促性腺激素偏低等内分泌功能紊乱；后者常伴有自主神经功能紊乱、交感神经功能偏亢与泌尿生殖器官感染。

对遗精证的治法，虽有补肾固精、交通心肾、清心安神、清利湿热等多种，但以前二者应用为多，尤其是肾虚遗精。笔者对肾气不固常用金匮肾气丸合二仙汤化裁治疗，对心肾不交者常用黄连清心饮（黄连、生地、当归、茯苓、远志、甘草、枣仁、川楝子、莲子肉）加减治疗。对遗精患者，亦可用以下辅药膳治疗。

（1）冬虫夏草15克，鸡肉250克，加调料煮食。

（2）鳖1只，去肠脏及头，枸杞子30克，淮山药30克，女贞子45克，熟地15克，加调料，蒸煮熟，去药食肉喝汤。

（3）韭菜籽、石莲子、女贞子各30克，加红糖适量，捣和为丸，梧桐子大，每服 9 丸。

（4）金樱子 120 克，砂仁 60 克，共为细末，炼蜜为丸，空心浇汤服下，每服 6 克，每日 2 次。

（5）刺猬皮碾粉，每日 3 次，每次 3 克，黄酒或蜂蜜调服。

（6）石莲子肉、益智仁各 30 克共研细末，开水送服，每服 6 克，每日 3 次。

12　男子早泄与肾虚的关系

早泄是指在性交时，男子勃起的阴茎未纳入女子的阴道之前，或正当进入时，或刚纳入后，便已泄精，阴茎随之软缩，使性交不能继续下去而中止，称为早泄。也有认为，阴茎进入阴道后不到 10 分钟便射精，或性交时男方不能控制足够长时间后射精，以致使性功能正常的女性至少在 50% 的性交机会中得不到满足，或不能随意地控制射精反射，也都可称为早泄。早泄与阳痿相似，亦十有九肾虚，或虚实夹杂，而实证者为数较少。临床所见，不外乎 5 种类型。

（1）心肾两虚：主要表现为心烦健忘，胸闷难眠，腰酸腿软，举阳即泄。该型常见于现代医学中的精神心理障碍（惊恐、疑虑、缺乏信心等）性早泄或功能性早泄。

（2）肾气虚损：症见性欲减退，腰膝酸软，耳聋齿松，遗精滑精。本型多见于年老体衰，久病体虚，体质素虚，房劳过度，营养不调等情况。

（3）肾脾两虚：症见长期消化与营养不良者，有慢性消化系统疾病、贫血等。

（4）阴虚内热：烘热盗汗，耳鸣目涩，口干心烦，小便淋漓。该型多见于甲状腺功能亢进、早中期糖尿病、自主神经功能紊乱的患者。

（5）肝欲亢奋：心烦易怒，该型常见于患有心理障碍、肝胆疾病、尿路炎症以及有手淫的情况。

13 女性不孕与肾虚的关系

不孕症尤其原发性者主要病因有三：肾虚、肝郁、瘀血，但以肾虚最为主要。这是因为女子生殖器官需要肾脏精气的充盈，才能发育成熟，月经来潮。年老时肾的精气虚衰，月经就停止，生殖能力也随之丧失。正如《黄帝内经》讲"女子七岁，肾气动，齿更，发长；二七天癸（天癸为肾精中与生殖功能有关的一部分）至，任脉通，太冲脉盛，月事以时下，故有子。"肝郁乃肝疏泄功能障碍，肝肾同源，肝郁影响肾精；瘀血多指冲任失调，而肾虚可导致冲任二脉不足，故调冲任方多用补肾药味。肾虚不孕临证常见两大类型。

（1）肾阴虚型：月经先期，量少色红或闭经，形体消瘦，五心烦热，腰酸腿软，口干，舌红少苔，脉细数。

（2）肾阳虚型：月经后期，量少色淡或闭经，性欲淡漠，面色不华，形寒肢冷，腰膝酸软，小腹冷感，舌淡苔白，脉沉迟。

亦见肝肾阴虚、脾肾阳虚、肾虚夹瘀与兼湿型等证。

14 女性阴痒与肾虚有无关系

阴痒即外阴瘙痒，多见于妇女，亦见于男子，可由多种原因引起，如各种炎症（滴虫、真菌等）、皮肤病（湿疹、白斑）、寄生虫（如阴虱、蛲虫等）、维生素A缺乏症、维生素B缺乏症、糖尿病、黄疸病、贫血、尿毒症、神经系统疾病、更年期综合征……妇女发病部位多为阴蒂与小阴唇附近、大阴唇、男女会阴及肛门附近，以及腹股沟处等。中医学认为该病的发生，多属肝肾不足，尤以肾虚为本，湿热下注为标。

对本病的治疗，以调整肝肾治其本，清热燥湿杀虫治其标，药物内服治其本，配合外治法，则相得益彰，收效更捷。肝肾阴虚者，症见阴部干涩，灼热瘙痒，妇女带下量少色黄或如血样，五心烦热，头晕目眩，口干不欲饮，时有烘热汗出，耳鸣腰酸，舌红少苔，脉细数无力。治以滋补肝肾，清热祛湿，方用知柏地黄汤加减。

对肾虚阴痒，还应重视一般调护：加强身体锻炼，进食滋补肝肾的食品如蟹肉与鳖甲、枸杞子、阿胶浆、山药、桑葚蜜等；经常调换内裤，并用开水泡洗，在日光下晒干；治疗期间禁房事；禁公共盆浴、游泳，防止交叉感染。如属性传播疾病或久治不愈者，当想到给夫妻对方的治疗，以杜绝传染源。

15　糖尿病患者为什么多肾虚

糖尿病临床常见肝肾阴虚、肾气亏虚与阴阳两虚三大证型，如并发症显著，则多属肾虚湿瘀等证。肝肾阴虚者，主症有尿频量多，混浊如脂膏或尿甜，五心烦热，腰腿酸软，舌红苔薄黄，脉弦细数；阴阳两虚者，则见饮多尿多，夜尿为著，尿如脂膏，形瘦神疲，时而潮热，汗出时而畏寒肢凉，舌淡苔白腻，脉沉而无力；肾气亏虚者，则见尿频尿急而量多，头昏耳鸣重听，腰膝酸困，性冷淡与阳痿早泄，舌淡有齿印，苔薄白，脉弱。

16　肾虚的人为什么易患癃闭

癃闭病首见于《黄帝内经》，是由肾与膀胱功能失调，三焦气化不能宣行而导致的排尿困难，小便不利，小便量小，点滴而出，甚至胀闭不下为主症的一种肾系疾病。临床有暴病、久病之分，暴病多实，久病多虚。久病入肾，常见于肾阴亏耗与肾阳衰惫。前者多在少壮之年，情欲太过，房事不节，耗气伤精，待中年以后，肾阴精更亏，所谓"无阴则阳无以化"，以致膀胱气化失常而导致癃闭。后者常见于年老体弱，久病体虚，肾阳不足，命门火衰，"无阳则阴无以生"，膀胱气化功能无权，溺不得出。癃闭包括西医学中各种原因引起的尿潴留与无尿，如神经性尿闭，膀胱括约肌痉挛，各种原因（炎症、结石、肿瘤、创伤）引起的尿路梗阻，前列腺肥大，以及肾衰竭等。

肾虚病癃闭，属肾阴亏耗者，症见小便频数，淋漓不畅，腰膝酸软，头晕耳鸣，手足心热，咽干心烦，舌红少苔，脉细数；属肾阳衰惫者，症见排尿无力，小便不利或点滴不爽，畏寒肢冷，腰膝酸软，面苍神怯，舌淡苔白，脉细无力，亦见面浮身肿等症。属肾阴亏耗者常用六味地黄丸（熟地、山茱肉、山药、茯苓、泽泻、丹皮）和温肾通关丸（黄柏、知母、肉桂）加减施治；属肾阳衰惫者常用济生肾气丸（又名牛车八味丸，即六味地黄丸加附子、肉桂、牛膝、车前子，即金匮肾气丸加牛膝、车前）化裁治疗。

17 为什么说患耳鸣的人多肾虚

肾开窍于耳，故肾虚则耳鸣。耳鸣是因为肾虚了，所以从五官中表现出来就是耳鸣，另外肾还主骨。比如，很多人刚过了50岁，各种骨病就开始折腾人了，关节疼痛，不能屈伸，不能吃劲，发肿发麻，而这一般都伴随有腰痛、酸重、四肢无力，去诊断都说是骨质退化，追其根本是肾的缘故，即"肾主骨"，意思是说，如果人的肾气充实，则骨质健壮结实，而若肾气虚馁，则会导致骨头的迅速退化，出现各种骨病。比如颈椎病、腰椎骨质增生、膝关节病，用牵引、外敷等没有治好，运用中医常用的补肾活血、通经活络的治疗方法，却得到了意想不到的效果。

18 为什么强调人到中年要补肾

很多人到了中年总想不明白：为什么自己看上去比同龄人显老，老觉得疲倦、腰酸、睡不熟,西医却查不出任何原因。从中医理论讲,这是人体心、肝、脾、肺、肾五脏功能失调的表现。

如果您经常心情不好、容易动怒、视力也越来越差,就要关注肝了;如果您睡眠质量不高、梦多易惊醒、反应迟钝健忘,则是心虚的表现;如果您经常头昏脑涨、精神不济、走路抬不起腿,稍一活动就感觉累,工作效率低,则是脾虚损的表现;如果您经常胸闷、出气不匀,则是肺虚的表现;还有很多朋友早早穿上厚衣裤,经常腰膝酸软、关节僵直,小便清长,晚上频繁起夜,这就是典型的肾虚。而上面的症状,都是五脏衰老的表现。

《黄帝内经》认为,心、肝、脾、肺、肾五脏为中心的统一体,是人体生命活动的根本,五脏功能虚衰,则引起衰老。而肾为五脏之母,肾虚衰会导致肝衰、心衰、脾衰、肺衰。所以五脏衰老主要是由肾虚引起的,要延缓衰老,就得从补肾入手。人到中年,选择适当的补肾产品,完全可以做到老而不衰。

19 男性肾虚的自我测定法

(1)将少许尿液倒入一杯清水中,如果水仍很清净,表示身体健康;如果变得浑浊或有油质浮于水面,绝大多数是肾虚。

(2)小便无力,滴滴答答,淋漓不尽。

(3)早晨起床,眼睛水肿。

(4)不提重物,上到三楼就两腿无力。

(5)坐在椅子上看电视,超过两个小时就感到腰酸。

(6)在厨房做饭,站立时间超过一个小时,就感到两腿发软。

(7)总想闭目养神,不愿思考问题,注意力不集中。

(8)洗头时,头发大量脱落。

（9）总感到有困意，却睡不着，好不容易睡着了，又睡睡醒醒。

（10）在正常饮水情况下，夜尿在3次以上。

（11）牙齿松动，容易脱发。

20　女性肾虚的自我测定法

中医认为，虚证的本质就是衰老。久劳伤肾的"肾虚"之人衰老速度较快。尽管很多人不愿承认，但肾虚骚扰的人群真的越来越多。曾经人们一度以为肾虚只是男性的专利，但近来显示女性肾虚者也大大上升，许多白领女性更是肾虚重点攻击的目标。

（1）脱发增多：曾拥有一头人见人爱的乌黑长发，最近它是否渐渐干枯稀疏，失去光泽？最好的洗发护发用品，一星期一次的专业护理，挽救不了你头顶的尴尬局面。那么你就要考虑一下自己的问题是不是与肾功能减退有关了。

（2）眼睑浮肿：早晨起床时，眼睛干涩，或许你会认为是前一天在电脑前工作太久的缘故，且慢，仔细观察一下，你的下眼睑是否浮肿得厉害？小心，这些都是肾虚的信号，说明肾脏不能够借助尿液的生成及时排出身体内的毒素，功能正在减退中。

（3）更年期提前骚扰：潮红、盗汗、月经周期拖后、情绪波动……这些更年期症状如果找上了30岁的你，就该去检查一下你的肾是否有问题了。

（4）变胖、变胖、再变胖：食量并没有增大，生活一切如常，可体重却在不停上升。即使你每天运动个把小时，效果也不理想。尽管很少人会把肥胖和肾虚联系到一起，但事实却是，你发胖的罪魁祸首之一就是肾虚。

（5）性欲冷淡：肾虚可能就是原因所在。

（6）怕冷：办公室里别人觉得合适的温度是否总让你直打哆嗦，使得你与同事在空调温度问题上难以达成一致。还有你穿的衣服是否总是比别人多，你是否一受凉就拉肚子。中医认为这些都是肾阳虚造成的。

第4章　生活中如何饮食护肾养生

01　饮食与护肾养生密切相关

　　饮食与护肾有紧密的关系，合理的饮食不仅关系到每个人的身体健康，而且关系到肾功能的正常与持久。现代医学认为，性行为的正常与否，是人体是否健康的重要标志之一。性欲和食欲一样，都是人与生俱来的自然本能。和谐美好的肾功能，不仅可使夫妻双方增进感情，生活幸福和美，而且和谐的性滋润还可使人的皮肤变得鲜亮饱满，容颜不衰，对增进身心健康和延缓衰老起着重要作用。适当的饮食如润滑剂和兴奋剂，有助于辅助肾功能。事实上，自古以来，无论是帝王将相，还是普通百姓，人们都认为性与饮食有着密切关系，认为饮食对性和谐有独特功效，可以利用食物进行保健和防治肾功能的衰退，促使其健康长久。

　　中医养生学认为，饮食的得当与否对人体的肾功能有重要影响。合理的饮食与饮食习惯，是人们最宝贵的财富之一，而不合理的饮食与饮食习惯给人的身心健康带来的灾难是深重的，它会使人不知不觉走向衰弱。古人云："嗜食醇酒厚味，酿生湿热，流注下焦，扰动精室，则遗精。嗜食辣肥甘，损伤脾胃，运化失常，湿热下注致阳事不举。"这里的遗精、阳事不举均是饮食不当所产生的肾功能障碍。所以，为了保护肾功能的正常，一定要注意饮食的宜忌。

　　（1）忌肥甘厚味：肥酒厚味，损伤脾胃，导致脾脏运化失常，升清受阻；而脾胃运化失常，可导致精气不足，精亏血少，体虚气弱，致性欲减退。

另外，由于过食油腻，脾胃运化艰难，脾不升清，酿生湿热，流注于下，扰动精室，可引起遗精、早泄；若流注宗筋则生阳痿。这说明肥甘厚味之品不可过量多食，否则影响肾功能。尤其是整日忙于应酬的人，不要因为过食肥甘，使年富力强、风度翩翩的你，忍受不该忍受的痛苦。

（2）忌食太咸：一个人科学的饮食应是宜淡忌咸。一是饮食过咸会使钠离子在人体内过剩，引起血管收缩，致使血压升高，造成脑血管障碍。老年人应严格控制盐量，每人每天以3克左右为宜。老年人在饮食上，还应忌过甜、过辣的食物，防止身体发胖或胃肠受刺激。中青年人从现在起就应该关注自己的饮食，预防为主，不要食过咸的东西，饮食力戒过咸。二是咸味先入肾，适度的咸味养肾，但食咸太多则伤肾，不利助阳。饮食上宜清淡，多吃一些富有营养、补肾益精的清淡食品，对延年益寿、避免肾功能衰退有重要意义。

（3）忌食寒凉：中医理论认为寒凉食品会令人肾阳不足，肾阳虚衰，命门火衰，可致精少阴冷，肾功能衰退。尤其是在男女"同床"过程中，周身的血液循环加快，表现为血压升高、心跳加快、胃肠蠕动增强、皮肤潮红、汗腺毛孔开放而多汗等。有的人在性生活结束后，会感到燥热、口渴欲饮，就急于去喝冷饮，这样对身体健康是不利的，因为在这个过程中，胃肠道的血管处于扩张状态，在胃肠黏膜充血未恢复常态之前，摄入寒凉之品会使胃肠黏膜突然遇冷而受到一定的损害，甚至引起胃肠不适或绞痛。如果感到口渴时，不妨先饮少量温热的开水。在房事后1小时左右，当身体各系统器官的血液循环恢复常态之后，再喝冷饮为宜。

（4）饮食忌偏：因为偏食可导致某些营养物质的缺乏，使肾精不足，男性精子缺乏会导致不育，肾功能衰退。现代研究发现，精子的含锌量高达0.2%，若平时不喜欢吃含锌丰富的食物，机体含锌量不足，可导致肾功能下降，甚至不育。肉类、鱼类、动物内脏含较多的胆固醇，可使体内雄性激素水平升高,有利于精子量的增加,但一些人怕胆固醇升高发生冠心病,故不敢多吃这些食物,从而导致肾功能减退。

(5)忌长期食素:长期吃素食不仅有害身体健康,而且有损中老年的性能力。吃素长寿,这几乎是人人皆知的一条真理。最有代表性的事例莫过于清心寡欲、粗食淡饭、素不食荤的出家人。由于受吃素可长寿的影响,所以相当一部分中老年朋友长期吃素。果真如此吗?我国一所知名医学院的专家的一项调查报告对上述见解提出了挑战。他们对九华山里一些寺庙中的九十多名僧人做了大量营养调查,结果表明,他们中的大多数人患有不同程度的营养不良症。

长期食素会导致其摄取的蛋白质不足,直接影响大多中老年人的肾功能。研究发现,吸收过少蛋白质的男性,其睾丸激素分泌亦会偏低,因而直接影响其性能力。而素食者和一些牙齿已脱落或失缺而少吃肉类的老人,则最有可能出现这种情况,因为肉类是蛋白质的一个主要来源。研究人员解释,老人缺少蛋白质会令一种妨碍性激素的球蛋白分泌增加,因而减少制造睾丸激素。而缺少睾丸激素,除会影响性能力外,还会减少红细胞数目,导致骨质疏松,影响肌肉生长。

可以这样说,能否长寿、肾功能是否旺盛的根本原因在于吃什么、吃多少。人体摄入和支出相等,是保证长寿、维持正常肾功能的基本原则。如果长期食素,不能保证人体的支出,肯定会影响人的性能力。在临床上也会发现一些体质消瘦者,终日以素食为伴,这些人往往也是肾功能低下的人群。因此,要保持一定的性能力,应在食物搭配上做到荤素搭配,饮食合理。

(6)忌过量饮酒:酒具有宣散药力、温通气血、舒经活络的作用,能达四肢百骸、五脏六腑。适量饮用,可通利血脉、振奋精神,所以临床上常将其用作强身保健、延缓衰老之滋补佳品。但任何事情都要有个限度,如果过量饮酒,酒对肾功能就会造成不利的影响。而适量饮用,则能降低心理性抑制。所以某些人喝酒后会自我感觉良好,性欲增强。

如果过量饮酒,酒精则能作为中枢神经系统的抑制剂,近来还发现过多的酒精可降低健康年轻男性血液循环中睾酮和黄体酮水平。

国外也有人报道,如果饮酒过量,可显著地影响男性勃起;女性阴道抽动呈明显的阴性效应。如果喝醉,就根本不能进行性活动。长期滥酗酒会致慢性酒精中毒,约有50%的男性和25%的女性会出现肾功能障碍。

所以有人说,"酒激起了欲望,但也使行动成为泡影"。历代中医也都忌"醉以入房"。少量喝一点可以延长性交时间,对解决早泄有一定的作用,还可用少量酒来治疗性交前的焦虑症,但一定要掌握好自己的酒量,否则无论男女皆会造成肾功能障碍。

酒有白酒、果子酒、黄酒、啤酒之不同,其酒精浓度亦不同,作用有别。一般来说,白酒浓度较高,辛热之性较强,温通之力较盛,温阳散寒、通行气血用之较宜;果子酒暖脾肾之力较著;啤酒开胃醒脾之功颇著,然均以适量饮用为佳。

(7)忌过量喝咖啡:咖啡是一种兴奋剂,在某种程度上会提高人体对外界或自我的感受力。

咖啡有提神醒脑的作用,这是因为咖啡因刺激了交感神经。简单地说,交感神经受到刺激就能恢复精力,但同时等于压抑了副交感神经。交感神经活动时,比交感神经弱的副交感神经就受压抑。副交感神经职司夜晚的生理勃起等与性相关的功能。咖啡因摄取过量,会对性产生负面作用。因此,平常感情起伏较大、交感神经容易兴奋的人,特别在同房前,最好不要喝过量的咖啡,以免压抑副交感神经,减低性欲。

> **小贴士**
>
> 补肾养生应忌食辛辣刺激食物及海腥发物,如鹅、公鸡、猪头肉、带鱼、鲤鱼等,忌食煎炸食物,戒烟酒。浮肿明显者,宜多食萝卜、冬瓜、西瓜、黑豆、丝瓜等;见血尿者,宜食莲藕、白茅根、花生、茄子;伴高血压者,宜食芹菜、木耳、豆芽等。

02　西医肾病的饮食调养原则

饮食是供给机体营养物质的源泉,是维持人体生长、发育不可缺少的条件,而饮食不当又是致病因素之一,因而合理适度的饮食可以增进健康,加速疾病的痊愈。根据肾脏病患者的特点,其饮食调养应注意以下几个方面。

(1)蛋白质:对于慢性肾功能不全的患者需要限制蛋白质的摄入量,这样可减少血中的氮质滞留,减轻肾脏的负担,从而延缓慢性肾衰竭的进程。一般主张摄入蛋白质每日 0.4～0.6 克/千克体重,应选用优质蛋白质,如鸡蛋、牛奶、瘦肉等动物蛋白,其中含必需氨基酸较高,而且在体内分解后产生的含氮物质较少;植物蛋白质如豆制品、面粉、大米等含必需氨基酸较少,非必需氨基酸较多,生物效价低,故称为"低质蛋白",应适当限量。对于肾病综合征患者的蛋白质摄入量也有一定的要求,既不可严格控制蛋白质摄入量,又不可过分强调高蛋白饮食,因为血浆蛋白持续低下可使抵抗力下降,易发感染,水肿反复,加重病情,而高蛋白饮食可引起肾小球的高滤过,久而久之则促进肾小球硬化。

(2)盐的摄入量:一般每天控制盐在 2～3 克,尿少、血钾升高者应限制钾盐摄入量(小儿每日食盐不超过 1 克)。

（3）水的摄入量：肾脏病患者如果没有尿少水肿的情况是不需控制水的摄入量的，水肿的患者主要应根据尿量及水肿的程度来掌握水的摄入量。一般而言，若水肿明显时，除进食以外，水的摄入量最好限制在500～800毫升/日较为适宜。

患尿路感染之后，为避免和减少细菌在尿路停留与繁殖，患者应多饮水，勤排尿，以达到经常冲洗膀胱和尿道的目的。尿路结石的患者也应大量饮水，因为尿量减少是尿路结石形成的主要原因之一。大量饮水可以冲淡尿晶体浓度，避免尿液过度浓缩，减少沉淀机会。一般要求每日饮水2400～3000毫升，使每日尿量保持在2000～2400毫升以上。尿量增多可促使小结石排出，同时尿稀释也可延缓结石增长的速度和避免手术后结石的再复发。

03　具有补肾护肾作用的天然食物

大自然赐予了人们众多的食物，每一种食物中都含有不同的营养物质，不同的人对食物的需求是不同的。人体不同的脏器，对食物的选择也不尽相同，但作为主体的人，完全有可能也应该根据自身的特点有选择性地进食。不同的人对天然食品的喜好也不完全相同，中老年人在各自的年龄阶段有其不同的需求，就是相似的体质、相似的年龄，但从事不同的工作或所处的环境不同，对食物的选择是不同的，但天然食品与你的生活密切相关，却是真的。当你根据你的爱好、你的经济能力，选择性地食用我们推荐的食物之后，你会发现食物的魅力不仅仅是满足了你的食欲，还可使你的肾功能得到良好的改善。天然食物不仅对中老年的心理有极大作用，而且有实际作用。肾功能对心理因素要求极高，只要坚定地相信自己肾功能正常，就能享受到性爱的愉悦。所以天然食物应是首选，最好用天然的食物来代替药物治疗，做到返璞归真。

第4章 生活中如何饮食护肾养生

羊 肉

羊肉是民间常用的壮阳补肾的滋补食物。早在1800年前，医圣张仲景就将当归生姜羊肉汤归为食疗方剂，载入《金匮要略》。而《本草拾遗》更是将羊肉与人参相提并论，认为它是温补、强身、壮体的肉类上品。现代营养学也证实，羊肉不仅营养丰富，还含有微量性激素，的确有壮阳补肾的作用。日常生活中我们吃得最多的是绵羊肉。它脂肪含量多，口感细腻，属于热性，能增强身体御寒能力，适合产妇、患者食用。偶尔尝鲜时，有些人还爱吃山羊肉。这类羊肉胆固醇含量低，可以起到防止血管硬化以及预防心脏病的作用，特别适合高血脂患者和老人食用。但是，山羊肉属凉性，患者最好少吃，吃了以后也要忌口，最好不要再吃凉性的食物和瓜果等。羊肉适合清炖、焖煮、煨汤，当归生姜羊肉汤、苁蓉羊肉粥、附片枸杞炖羊肉、萝卜羊肉汤自古就是益肾壮阳补肾的良方。需要注意的是，吃羊肉进补禁忌较多：一是不宜与醋、茶叶同食，否则会降低壮阳补肾的效果，产生鞣酸蛋白质，引发便秘；二是忌与西瓜、黄瓜等凉性食物同食，否则不仅会大大降低羊肉的温补作用，还会有碍脾胃功能。此外，夏季不宜吃羊肉，更不要与辣椒、生姜等辛辣调味品共烹，否则容易上火。

鹿 肉

鹿肉味甘，温，入脾、肾经，是壮阳补肾极品之一，有补五脏、调血脉、壮阳补肾益精、暖腰脊等作用。治虚劳羸瘦，产后无乳。鹿肉食品还具有治疗心悸、失眠、健忘、风湿和类风湿等功效。汉代至清代年间，鹿肉都是皇室御用之补品及菜肴。鹿有全身是宝的说法，鹿的茸、肉、肾、尾、筋、血、骨、皮等均可食用。

（1）鹿肉以高蛋白、低脂肪、易消化、营养丰富、味道鲜美而著称，鹿肉这种高蛋白、低脂肪和低胆固醇的优质结构正是目前健康饮食所倡导的,是中药中的滋补佳品。

(2)鹿筋可以壮筋骨,治疗风湿性关节炎。

(3)鹿髓是指鹿的骨髓和脊髓,能补阳益阴,生津润燥,凡是虚劳羸弱之人食之大有裨益。

(4)鹿茸可用于增强肾功能,或是治疗腰膝酸软、血虚晕眩、精疲乏力、失眠、神经衰弱症、胃溃疡或痈疽等疾病都有良好功效。

(5)鹿鞭可补肾壮阳,对于腰膝酸痛、肾虚耳鸣等症有一定功效。

(6)鹿血为传统名贵中药,自古以来就是宫廷皇族、达官显贵治病健身的珍品,被称为"皇室不传之秘"。鹿血味甘、咸,有补益虚损、和血止血的作用。服用鹿血后可提高机体的补肾力。

(7)鹿尾巴为梅花鹿尾巴的干货,能促进新陈代谢,抗衰老,防风湿,加速血液循环,增强补肾力,并能调节肾上腺功能。

驴 肉

民间有"天上龙肉,地上驴肉"的谚语,以此来形容驴肉之美。有的人以为驴肉是粗糙不堪的,而实际上驴肉肉质细嫩,远非牛、羊肉可比,只是上市量小,因而影响不如牛、羊肉而已。驴肉味道鲜美,是一种高蛋白、低脂肪、低胆固醇肉类。驴肉蛋白质含量比牛肉、猪肉高,而脂肪含量比牛肉、猪肉低,是典型的高蛋白质、低脂肪食物,另外它还含有动物胶、骨胶原和钙、硫等成分,能为体弱、病后调养的人提供良好的营养补充。中医认为驴肉具有补气血、益脏腑等功能,是较为理想的保健食品之一,对于积年劳损、久病初愈、气血亏虚、短气乏力、食欲不振者皆为补益食疗佳品,对阳痿、筋骨酸软、气血虚亏也有一定的疗效。但平素脾胃虚寒、有慢性肠炎、腹泻者忌食驴肉。吃驴肉后不宜立即饮茶。

第4章 生活中如何饮食护肾养生

狗 肉

俗话说:"寒冬至,狗肉肥""狗肉滚三滚,神仙站不稳"。民间也有"吃了狗肉暖烘烘,不用棉被可过冬""喝了狗肉汤,冬天能把棉被当"的俗语。狗肉,味道醇厚,芳香四溢,所以有的地方叫香肉,是冬令进补的佳品。狗肉的食法很多,有红烧、清炖、油爆、卤制等。烹饪时,应以膘肥体壮、健康无病的狗为佳。

(1)中医理论认为狗肉味甘、咸、酸,性温,具有补中益气、温肾助阳之功。《本草纲目》记载,狗肉能滋补血气,专走脾、肾二经而瞬时暖胃祛寒,补肾壮阳,服之能使气血溢沛,百脉沸腾。故此,中医历来认为狗肉是一味良好的中药,有补肾、益精、温补、壮阳等功用,能安五脏,补脾益气,温肾助阳,治疗脾肾虚亏之胸腹胀满、鼓胀、浮肿、老年体弱、腰痛足冷等。除此之外,狗肉还可用于老年人的虚弱证,如尿溺不尽、四肢厥冷、精神不振等。用狗肉加辣红烧,冬天常服,可使老年人增强抗寒能力。

(2)现代医学还研究证明,狗肉中含有少量稀有元素,对治疗心脑缺血性疾病、调整高血压病有一定益处。狗肉营养价值很高,每100克狗肉含的蛋白质、脂肪可与牛肉、猪肉相媲美,而且含有钾、钙、磷、钠及多种维生素和氨基酸,是理想的营养食品。

狗肉壮阳补肾的食用方法为煮食或煎汤。用黑豆烧狗肉,食肉饮汤,可治疗勃起功能障碍或早泄。将熟附煨姜烧的狗肉能温肾壮阳、祛寒止痛。

> **小贴士**
>
> 狗肉性温热,多食可上火,阳虚内热、脾胃温热及高血压病患者应慎食或禁食。秋季人们会受到秋燥的侵袭,表现出不同程度的

皮肤干燥、便秘、口鼻咽干、干咳少痰等症状。而具有温肾助阳、益气补虚作用的羊肉和狗肉属于温性食物,吃后不仅会引起"上火",还会化燥伤阴,加重人体津液的匮乏。这对深受秋燥困扰的人来说,无异于"火上浇油"。尤其是阴虚火旺体质的人,平时就容易上火,秋天更不能吃狗肉,否则,很快就会出现鼻子出血、咽喉疼痛等症状。

乌骨鸡

乌鸡又称乌骨鸡,它们不仅喙、眼、脚是乌黑的,而且皮肤、肌肉、骨头和大部分内脏也都是乌黑的。从营养价值上看,乌鸡的营养远远高于普通鸡,吃起来的口感也非常细嫩。至于药用和食疗作用,更是普通鸡所不能相比的,被人们称作"名贵食疗珍禽"。

(1)中医理论认为乌骨鸡有补虚劳羸弱,益产妇,治女性带下及一切虚损诸病的功用。中成药中的乌鸡白凤丸,是滋养肝肾、养血益精、健脾固冲的良药,适合一切体虚血亏、肝肾不足、脾胃不健、阳痿早泄的人食用。

(2)现代医学理论认为,食用乌鸡可以提高生理机能、延缓衰老、强筋健骨,对预防和辅助治疗骨质疏松、佝偻病、女性缺铁性贫血症等有明显功效。这是因为乌鸡与一般鸡肉相比,乌鸡有10种氨基酸,其蛋白质、维生素B_2、烟酸、维生素E、磷、铁、钾、钠的含量更高,而胆固醇和脂肪含量则很少,难怪人们称乌鸡是"黑了心的宝贝"。所以,乌鸡宜于补虚劳、养身体。

乌鸡连骨(砸碎)熬汤滋补效果最佳。炖煮时最好不用高压锅,使用砂锅文火慢炖最好。中老年高胆固醇血症、高血压病、肾功能较差者、胃酸过多者、胆道疾病患者,不要盲目喝乌鸡汤。

第4章 生活中如何饮食护肾养生

麻雀肉

麻雀肉甘，温，入肾、膀胱经。麻雀肉具有壮阳补肾益精，暖腰膝，缩尿的作用，可以煨食或煎汤。据《食物秘方》记载，雀肉能补五脏，益精髓，暖腰膝，起阳道，缩小便，又治妇人血崩带下。由于雀肉大热，春夏季及患有各种热证、炎症者不宜食用。中医研究雀肉是壮阳补肾益精的佳品，适用于治疗肾阳虚所致的勃起功能障碍、腰痛、小便频数及补五脏之气不足。

雀肉烧熟食或酒浸饮，有温阳作用，对阳虚之勃起功能障碍、早泄、带下症等有较好的疗效。雀卵和雀脑亦有较好的补益作用。雀脑补肾利耳，熟食能治男性勃起功能障碍、遗精等症；雀卵有助肾阳、补阴精的功效，对治疗勃起功能障碍、腰痛、精液清冷症有效。研究发现，麻雀肉含有蛋白质、脂肪、碳水化合物、无机盐及维生素B_1、维生素B_2等，这些都对激发性欲大有裨益，对阳虚、勃起功能障碍、早泄等问题都有较好疗效。

小贴士

有人认为，雀性大热并特淫，主张怀孕女性不应多食。《随息居饮食谱》中说："雀肉，阴虚内热及孕妇忌食。"《饮食须知》亦云："妊妇食雀肉饮酒，令子多淫。多食雀脑，动胎气，令子雀目。"因此，怀孕之人，雀肉与雀脑均忌多食。

鸽 肉

鸽子又名鹁鸽、飞奴、白凤，肉味鲜美，还有一定的辅助医疗作用。著名的中成药乌鸡白凤丸，就是用乌骨鸡和白凤为原料制成的。古语说："一鸽胜九鸡"，鸽子营养价值较高，对体虚病弱者、手术患者、老年人及儿童非常适合，同时也适合于肾功能低下的人食用。这是因为以下几点。

（1）白鸽的性激素分泌特别旺盛，繁殖能力极强，所以人们把白鸽作为扶助阳气强身的妙品，认为它具有补益肾气、强壮机能的作用。

（2）中医理论认为鸽肉易于消化，具有滋补益气、祛风解毒、清热活血、行瘀滋补、补肾壮阳的功效，对病后体弱、头晕神疲、记忆衰退有很好的补益治疗作用。可用于虚劳、血虚经闭等病症的辅助治疗。

（3）现代医学研究认为鸽肉性平，味甘、咸，含粗蛋白质、粗脂肪等。鸽肉消化率可达97%。此外，鸽肉所含的钙、铁、铜等元素及维生素A、B族维生素、维生素E等都比鸡、鱼、牛、羊肉含量高。

（4）鸽肝中含有最佳的胆素，可帮助人体很好地利用胆固醇，预防和辅助治疗动脉硬化。民间称鸽子为"甜血动物"，贫血的人食用后有助于恢复健康。

（5）乳鸽的骨内含有丰富的软骨素，可与鹿茸中的软骨素相媲美，经常食用，具有改善皮肤细胞活力、增强皮肤弹性、改善血液循环、使面色红润等功效。

（6）鸽肉中还含有丰富的泛酸，对脱发、白发等有很好的疗效。乳鸽含有较多的支链氨基酸和精氨酸，可促进体内蛋白质的合成，加快创伤愈合。

> **小贴士**
>
> 食鸽肉以清蒸或煲汤最好，这样能使营养成分保存最为完好。由于鸽肉性平，所以适宜于大多数人食用，尤其是适宜于中老年人食用，用古人的话说就是食鸽诸无所忌。具体食用方法：取白鸽肉半只，巴戟天10克，淮山药10克，枸杞子10克，炖服，喝汤食肉。或上药配用乳鸽1只，若服后偏燥，也可用白木耳适量炖乳鸽，则

第4章 生活中如何饮食护肾养生

> 补而不燥。或取鸽1只（去毛和内脏），枸杞子25克，黄精25克，食盐适量隔水蒸熟食用，治肾虚阳痿、早泄等症或老年人体虚。

鹌鹑肉

俗话说："要吃飞禽，还数鹌鹑。"鹌鹑肉嫩味香，香而不腻，一向被列为野禽上品。鹌鹑的肉和蛋是很好的补品，有补益强壮的作用。据《礼记·曲礼》中记载，春秋时鹌鹑已成"上大夫之礼"，出现在宫廷宴席上。古埃及的金字塔中，也有食用鹌鹑的记载。

鹌鹑肉不仅味鲜美、营养丰富，还含有多种无机盐、卵磷脂、激素和多种人体必需氨基酸。鹌鹑肉中的微量元素、氨基酸的含量高于鸡肉。尤其是鹌鹑肉含有重要卵磷脂，是人类高级神经活动不可缺少的营养物质，其胆固醇含量较低，优于鸡肉、蛋。鹌鹑肉以其丰富的营养和药用价值被称为"动物人参"。食之既有补益的作用，又能够辅助治疗疾病。李时珍《本草纲目》记载：鹌鹑具有"补五脏，益中气，实筋骨，耐寒暑，清热结"等功能，常食之对神经衰弱、血管硬化、肺结核、营养不良、支气管哮喘、四肢乏力、小儿疳积、男性阳痿早泄等均有很好的疗效。具体食用方法如下。

（1）鹌鹑1~2只（去毛及肠杂），党参20克，淮山药30克，食盐、水适量，蒸熟食用，有健脾强胃、补中益气的作用。适用于脾胃虚弱，食欲不振，阳痿早泄等。

（2）鹌鹑1只（去毛及肠杂），羊肉250克，小麦50克，同煮汤，用少量食盐调味食用，有补气补血、滋阴壮阳补肾的作用。适用于年老或病后体虚，血虚头晕，身体瘦弱，面色萎黄，阳痿早泄，体困神疲等气血两亏之证。

羊 肾

羊肾又名羊腰子,具有补肾气、益精髓之功。治肾虚劳损、腰脊疼痛、足膝痿弱、耳聋、阳痿、尿频、遗精等症,适用于肾虚勃起功能障碍者食用。《日华本草》说,羊肾能"补虚损,阴弱,壮阳,补肾益肾"。现代营养学认为羊肾含有丰富的蛋白质、脂肪、维生素 A、维生素 E、维生素 C、钙、铁、磷等,对于肾功能有一定的促进作用。用法:白羊肾 1 对,肉苁蓉 30 克,将羊肾去脂膜、切细,肉苁蓉酒浸、切细,以二物相和,入葱白、盐、酱、椒,煮作羹,空腹食之,每日 1 剂。

猪 腰

猪腰又名猪肾或猪腰子,为猪科动物猪的肾。猪腰是日常大多数人喜欢食用的肉食之一,可加工成各种菜肴,以供不同人群食用。根据中医"以脏补脏"之理,民间常用猪肾来食疗中医所说的各种肾病。

中医理论认为猪腰有补肾、强身的功效,对肾虚腰痛、水肿等症有一定的疗效。其有滋肾利水的作用,适宜孕妇间隔食用,以及有腰酸、腰痛的肾虚者,遗精、盗汗者,老年人肾虚耳聋、耳鸣者食用。《本草纲目》指出:"肾有虚热者宜食之。"因肾虚热所致的性欲低下者,常食猪肾有提高性兴奋作用。现代医学研究发现,猪腰含有锌、铁、铜、磷、B 族维生素、维生素 C、蛋白质、脂肪等,是含锌量较高的食品,所以适宜于性欲较差的人食用是有科学依据的。

> **小贴士**
>
> 在清洗猪的肾脏时,可以看到白色纤维膜内有一个浅褐色腺体,那就是肾上腺。它富含皮质激素和髓质激素。如果孕妇误食了肾上腺,其中的皮质激素可使孕妇体内血钠增高,排水减少而诱发妊娠

第4章 生活中如何饮食护肾养生

水肿。髓质激素可促进糖原分解，使心跳加快，诱发妊娠高血压或高血糖等疾患，同时可以出现恶心、呕吐、手足麻木、肌肉无力等中毒症状。因此，吃腰花时，一定要将肾上腺割除干净。

海　参

俗话说："陆有人参，水有海参。"海参，原名沙沥，属棘皮动物。海参身上长满了肉刺，颇像一根黄瓜，人们形象地称它为"海瓜""海黄瓜"。海参其貌不扬，但憨态可掬、价格昂贵，是海产珍品。海参是一种古老的洋溢软体动物，至少已有5000万年以上的生存史，在生物界可谓是位"老资格"了。

海参和我国东北长白山的人参一样，属于延年益寿的珍品。中医认为海参还具有补气养血、补肾益精、滋阴润燥、抗癌、抗生素等功效，可治疗精血亏损之虚劳、阳痿、梦遗、小便频数、便秘、神经衰弱、癫痫、腹水等。

现代医学证明海参中的牛磺酸、烟酸等，具有调节神经系统、快速消除疲劳、预防皮肤老化的功效，另外海参中含有的牛磺酸、赖氨酸、蛋氨酸等在植物性食物中几乎没有。海参对于防止人体内脏和皮肤的老化、增强血管弹性、治疗高血压病与冠心病及退黄胆、治肝炎、治痔疮、治胃溃疡，以至于预防癌症等，都有一定的疗效。

小贴士

做海参时如果放了醋，在营养上就会大打折扣。这是因为海参除了具有许多营养成分外，还具有胶原蛋白，而酸性环境会让胶原蛋白的空间结构发生变化，蛋白质分子出现不同程度的凝集和紧缩。因此，加了醋的海参不但吃起来口感、味道均有所下降，而且由于胶原蛋白受到了破坏，营养价值自然也就大打折扣。所以说，烹制海参不宜加醋。脾虚腹泻、痰多者不宜食用海参。

甲 鱼

甲鱼学名鳖，又称水鱼、团鱼，是人们喜爱的滋补水产佳肴，它无论蒸煮、清炖，还是烧卤、煎炸，都风味香浓，营养丰富。甲鱼还具有较高的药用食疗价值。由于甲鱼价格适宜，越来越多的人开始食用甲鱼滋补身体。

中医理论认为食甲鱼能"补虚劳，壮阳补肾气，大补阴之不足"。食甲鱼对肺结核、贫血、体质虚弱等多种病患亦有一定的辅助疗效。甲鱼还具有养阴清热、平肝息风、软坚散结、凉血活血等功能，可治疗骨蒸劳热、久疟、久痢、崩漏、带下、贫血、肝硬化等。其还适用于肝肾阴虚所致的早泄、滑精患者食用。现代医学研究发现，甲鱼肉及其提取物能有效地预防和抑制肝癌、胃癌、急性淋巴性白血病，并用于预防和辅助治疗因放疗、化疗引起的虚弱、贫血、白细胞减少等症。常食甲鱼可降低血胆固醇，因而对高血压病、冠心病患者有益。

鳝 鱼

黄鳝又叫鳝鱼，是人们经常食用的鱼类，其营养丰富、肉味鲜美，是淡水鱼中的佳品。鳝鱼和人参一样，具有很高的药用价值，民间有"夏吃一条鳝，冬吃一枝参"的说法。

关于鳝鱼的药用价值，在很多中医典籍中都有记载：其味甘、性温，能补虚损、温肾壮阳补肾、除风湿、通经脉、强筋骨，主治劳伤、风寒湿痹、产后淋漓、下痢脓血、阳痿早泄。

第4章 生活中如何饮食护肾养生

现代营养学研究成果表明，鳝鱼肉中含有丰富的蛋白质、脂肪，还含有磷、钙、铁、多种维生素等营养成分，是一种高蛋白、低脂肪的食品，尤其是中老年人的营养补品。医学研究发现，从鳝鱼肉中提炼出的"黄鳝鱼素"有降低和调节血糖的作用。鳝鱼含有丰富的DHA和EPA（即保健市场上的"脑黄金"），不仅使人头脑聪明，还有抑制心血管疾病和抗癌、消炎的作用。

> **小贴士**
>
> 爆炒的鳝鱼丝或鳝鱼片，虽味美可口，却对人体健康不利。根据科学测定，在一些黄鳝体内，有一种叫颌口线虫的囊蚴寄生虫，如果爆炒鳝鱼丝或鳝鱼片未烧熟煮透，这种寄生虫就不会被杀死。食入人体约半个月，就会发生颌口线虫感染，不仅会使人的体温突然升高，出现厌食，而且会在人的颈颌部、腋下及腹部皮下出现疙瘩，严重的还会引发其他疾病。

墨　鱼

墨鱼是肾虚男人的珍品。墨鱼亦称乌贼鱼、墨斗鱼、目鱼等，属软体动物中的头足类。其肉、脊骨（中药名为海螵蛸）均可入药。李时珍称墨鱼为"血分药"，是治疗妇女贫血、血虚经闭的良药。历代医学专著对墨鱼的医疗保健作用评价较高。墨鱼肉、味咸、性平，有养血滋阴、益胃通气、祛瘀止痛的功效，可用于月经失调、血虚闭经、崩漏、心悸、遗精、耳聋、腰酸肢麻等。墨鱼蛋味咸，具有补肾填精、开胃利水之功效，用于肾虚所致的遗精、滑精。海螵蛸、味咸、涩、微温，具有收敛止血、制酸等作用，用于胃酸过多、胃及十二指肠溃疡、小儿软骨症等，外用可止血及治皮肤溃疡、目翳多泪、阴囊湿疹等。以下介绍几种墨鱼药膳。

补骨脂墨鱼汤：补骨脂30克，大枣10克，墨鱼50克，海螵蛸10克，调料适量。将墨鱼泡发，洗净，切丝。将海螵蛸、补骨脂水煎取汁，去渣，纳入墨鱼、大枣，同煮至墨鱼熟后，用食盐、味精、葱、姜等调服，每日1剂。用于阴虚血亏、月经量少或经闭。

墨鱼骨炖猪皮：墨鱼骨15克，猪皮60克。将墨鱼骨、猪皮洗净，猪皮切成小块与墨鱼骨同放碗内加水，隔水用文火炖至猪皮熟透即可，每日2次。适用于身体虚弱及血热型崩漏。

墨鱼炖鸡汤：墨鱼1个洗净切片，母鸡1只洗净，加盐、姜等共炖熟食用。用于产妇补益气血，增加乳汁。

墨鱼鹌鹑蛋汤：墨鱼60克，鹌鹑蛋5个，共煮汤，加调味品食用。用于治疗贫血、头晕、闭经。

墨鱼香菇粥：墨鱼1只，猪肉100克，粳米100克，水发香菇50克，冬笋50克，调料适量，墨鱼泡发切丁，再加猪肉、香菇煮成粥，加味精、盐、胡椒粉调味食用。用于益气调经，收敛止血。主治闭经、白带多。

墨鱼冬瓜粥：墨鱼150克，冬瓜100克，粳米100克，调料适量。粳米洗净煮粥，熟后放入墨鱼、冬瓜丁，煮一会儿后再加料酒、盐、味精、葱、姜、蒜、胡椒粉、麻油，稍煮即食。用于补脾益胃，利水消肿。主治肾炎、水肿、痔血。

对 虾

对虾被人们誉为"八大海珍品"之一，具有极高的营养价值，属我国特产。因个大常成对出售而得名对虾。对虾是一种味道鲜美且营养高的高档水产品。对虾体长大而侧扁，雄性体长13～17厘米，雌性体长18～24厘米。对虾甲壳薄，光滑透明，雄性个体呈棕黄色，雌性个体呈

第4章 生活中如何饮食护肾养生

青蓝色。全身由20节组成，额角上、下缘均有锯齿。

中医理论认为对虾具有壮阳补肾，化痰开胃，补精，通乳之功。凡久病体虚、气短乏力、不思饮食者，都可将其作为滋补食品，对阳痿、肾功能减退有良效。人常食虾，有强身壮体之效。现代中医营养学认为，无论是淡水虾还是海虾营养价值皆较为丰富，脂肪、微量元素（磷、锌、钙、铁等）和氨基酸含量甚多，还含有激素，有助于补肾壮阳。

具体食用方法：对虾200克，加油、盐炒食，每日1次，连服10日。对男性阳痿、早泄有辅助治疗作用。

小贴士

生食"醉虾"不利健康。有不少人习惯把"蹦蹦跳跳"的活虾放在酒中蘸一下"醉吃"，认为这样比较新鲜，其实，这种时尚生食法不卫生。虾体上会沾有肝吸虫病，有人吃了"醉虾"后，经常有急性感染症状出现，如高热寒战，肝区疼痛，黄疸，血中嗜酸性粒细胞显著升高，大便可查到虫卵，严重者会出现上腹饱胀、食欲不振等症状，还可能因肝功能衰竭而死亡。因此，虾宜熟食，不宜生食。

泥 鳅

泥鳅又名鳅鱼，收载于《本草纲目》："长3～4寸，沉于泥中，如鳝而小，头尖，身青黄色，无鳞，以涎自染，滑疾难握。"泥鳅体细长，呈圆筒形，黄褐色。泥鳅的煮法有很多，如泥鳅粥、炸泥鳅等。

中医认为泥鳅具有补中益气，助阳利尿，解酒，消肿的作用。对糖尿病、阳痿、水肿、痔疾、醉酒不适、皮肤痒疹、传染性肝炎、胆囊炎、疥癣有治疗作用。李时珍在《本草纲目》中说："泥鳅甘平无毒，能暖中益气，治消渴饮水，阳事不起。"现代医学认为泥鳅肉质细嫩，味道鲜美，营养丰富,含有人体必需的多种营养成分,如蛋白质、脂肪、糖类、多种维生素和钙、磷、铁等微量元素。这些含量均高于一般的鱼类,并且肉质细嫩、鲜美滑口,因此泥鳅有"水中人参"的美称。需要提出的是,在加工食用泥鳅前要先把泥鳅放在水盆里,让它在清水中吐净了泥,这样就可以排出脏物了。

牡 蛎

牡蛎又名蚝,海蛎子。古时有人认为牡蛎是由海气化成的,纯雄无雌,故称为"牡"。牡蛎的贝壳自古列为药用,其肉味鲜美,生食、熟食均可,也可加工成蚝豉、蚝油和罐头品。欧洲人称牡蛎是"海洋的玛娜"(即上帝赐予的珍贵之物)、"海洋的牛奶",古罗马人把它誉为"海上美味圣鱼",日本人则称其为"根之源""海洋之超米",它是唯一能够生吃的贝类。

中医理论认为牡蛎可作为一种潜阳固涩、软坚散结的药物,用于肝阴不足、肝阳上亢的头目眩晕、心悸失眠、烦躁不安、耳鸣,以及自汗盗汗、遗精、胃痛泛酸、瘰疬痰核、癥瘕痞块等症的治疗。现代医学研究认为牡蛎含有丰富的锌元素,以及铁、磷、钙、优质蛋白质、糖类等。常食牡蛎可提高肾功能及精子的质量,对男性遗精、虚劳乏损、肾虚勃起功能障碍等有较好的效果。食用方法:煅牡蛎50克,莲须10克,芡实20克,水煎服,每日2次。对滑精、早泄有辅助治疗作用。

淡 菜

淡菜不是菜,如同鲍鱼不是鱼一样,都是软体动物,都是贝类,不过淡菜是双壳类的,鲍鱼是单壳类的。淡菜为海产蚌类食品,别名海红、红蛤、壳菜,雅号"东海夫人"。蚌肉俗称水菜,取其肉加工晒干不加食盐,其味甘淡故称"淡菜"。

第4章 生活中如何饮食护肾养生

（1）淡菜是一种常见的海味食品。淡菜的营养价值较高，淡菜含有丰富的蛋白质、脂肪、糖类、钙、磷、铁。此外，淡菜还含有多种维生素和微量元素，宜于绝大多数人食用。

（2）淡菜具有补肝肾，益精血，解热除烦的功效。主治虚劳羸瘦、头晕耳鸣、高血压病、胸中烦热、腰痛、盗汗、崩漏、带下、阳痿、吐血、子宫出血、瘿瘤、贫血、久痢等。

（3）淡菜性偏温，有温肾壮阳的作用。作为水产食品，相对壮阳药物而言，壮阳作用颇为温和，可以常食，对于有肾阳虚衰征象的中老年人群较为适宜。这些人群平素表现为怕寒喜暖、手足欠温、腰脊酸楚、两膝酸软、足跟痛、耳鸣、神疲、健忘、性欲减退、小便清长、大便溏软、舌体淡胖等。

怎样选购淡菜。由于新鲜淡菜不易保存，故常煮熟后晒干制成淡菜干，人们在选购淡菜干时，以个头不大不小、颜色呈深黄色为佳。淡菜的主要补肾方如下。

（1）阳痿：淡菜、虾米各50克，煮食。

（2）月经过多：淡菜50克，与猪肉共煮，行经前服。

（3）盗汗：淡菜（焙干，研末）100克，陈皮（研末）50克，研和，蜂蜜为丸，每服6克，每日3次。

（4）阳痿、经血过多：淡菜100克，猪瘦肉适量，同煮汤食用。适用于男子阳痿，女子崩漏。月经前服用，能够辅助治疗经血过多。

（5）头晕、腰痛、小便余沥、女性白带过多、小腹冷痛：淡菜用黄酒浸泡，和适量韭菜煮食之，每日1次，有补肾助阳之功。

（6）盗汗、女性久痢带下：淡菜100克，洗净后用姜汁、酱油、料酒等调料腌渍一下；糯米煮饭，水将干时，加入淡菜至饭上，用小火焖熟食用。其有补五脏、益精血、止虚汗的作用，能够辅助治疗小儿夜间盗汗、女性久痢带下等症。

> **小贴士**
>
> 淡菜食用前应将淡菜干放入碗中，加入热水烫至发松回软，捞出摘去淡菜中心带毛的黑色肠胃，褪去沙砾，在清水内洗净，然后放入锅中，加入清水，用小火炖烂，可供食用。淡菜的吃法很多，淡菜干用排骨或鸡煨汤，味道极鲜。淡菜和萝卜同炒，有特殊风味。将淡菜干放在油锅中煎成黄色，煮成汤料，其味道不亚于虾米汤；也可同西洋菜、大骨一同煲汤。淡菜还可以与其他蔬菜一起烹饪成各式菜肴，当然，淡菜作为补肾抗衰的食物，煲汤或煲粥吃是最为方便的。

松 子

松子又名松子仁、海松子、新罗松子，为松科植物红松的种子。从古至今，人们普遍喜食。明代的《本草经疏》中指出，"松子味甘补血。血气充足，则五脏自润，发黑不饥。仙人服食，多饵此物。故能延年，轻身不老。"故被誉为"长生果"。

中医理论认为，松子是重要的壮阳补肾食品。现代医学认为食用松子有强身健体、提高机体补肾功能、延缓衰老、消除皮肤皱纹、润肤美容、增强肾功能等作用。松子仁中含有较多不饱和脂肪酸、优质蛋白质、多种维生素和矿物质，是中老年人滋补保健食品。对食欲不振、疲劳感强、遗精、盗汗、多梦、体虚缺乏勃起力度者有较好疗效。松子含有油脂，可滋养肌肤，使皮肤细腻柔润，宜于肾功能低下的人食用。

核 桃

核桃为胡桃科植物胡桃的果实，又名胡桃、羌桃、万岁子等。相传张骞出使西域带回，可能与胡茄、胡椒、胡琴等都属于西北民族特产，

第4章 生活中如何饮食护肾养生

现产于太行山区、新疆、山东等半山区或丘陵地带,能耐干旱。核桃民间号称"长寿食品"。

核桃属增强性欲的食物,有健肾、补血、益胃、润肺等功能,可用于肾虚腰膝冷痛、勃起功能障碍、遗精、尿频、女性崩漏等,还可改善大脑功能,抗御机体衰老,强身壮阳补肾,延年益寿。我国北方的汉族民间流传着"撒核桃枣儿"的有趣婚姻习俗,在娶亲之时,新郎、新娘拜过天地后,便由送亲奶奶手执托盘,盘中盛着核桃、红枣,一边抓把核桃、红枣撒向炕,一边唱着:"双双核桃双双枣,生儿聪明生女巧;双双枣儿双核桃,儿子健壮女美貌。"这个祝词的寓意是:核桃质坚而味美,象征子女强健有为,枣子有"早子"的谐音,象征早生贵子。因此,当地习俗严格规定:撒在炕上的核桃、红枣,只能由新郎、新娘共同食用,其他人不准抢食。现代医学研究认为核桃含蛋白质、维生素A、B族维生素、维生素C、维生素E、钙、磷、镁、锰及锌等有助肾功能的营养物质。

具体食用方法:核桃仁3个,五味子5粒,蜂蜜适量,于睡前嚼服。此法对耳鸣、遗精等症有一定的辅助治疗作用。

> **小贴士**
>
> 核桃含油脂多,吃多了会令人上火和恶心,正在上火、腹泻的人不宜吃。一般来说,每天服用核桃仁的重量应在30克左右,大约相当于4个核桃。核桃仁所含的脂肪,虽然是有利于清除胆固醇的不饱和脂肪酸,但脂肪本身具有很高的热量,如果过多食用又不能被充分利用的话,就会被人体作为胆固醇储存起来,结果适得其反。所以,一次食用核桃不宜过量。

大 枣

俗话说:"五谷加红枣,胜似灵芝草""一日食三枣,百岁不显老"。在中医许多抗衰老方剂中也常用到大枣,由此可见大枣的作用是显而易见的,大枣对养生保健作用不可低估,尤其是患有慢性疾病的中老年人,更不可忽视大枣的保健作用。常用的医疗处方中,除了大枣、红枣外,还有养血的酸枣,而纯粹作为水果的,则有润肺和胃的鲜蜜枣和金丝蜜枣。

中医理论认为大枣有催情作用,属于增强性欲的食物,气虚、肾虚的女性常吃红枣,可增强性欲。现代医学理论认为大枣营养丰富,含有较多的维生素,有"天然维生素"之称,含有糖类、矿物质等营养。另含蛋白质、糖、黏液质、钙、磷、铁等均有利于肾功能。需要说明的是,大枣味甘而能助湿,食用不当或一次食用过多,可致脘腹痞闷、食欲不振。故湿盛苔腻、脘腹胀满的人须忌用。女性月经期间,会出现眼肿或脚肿的现象,其实这是中医所说的湿重的表现,这些人就不适合服食红枣,因为红枣味甜,多吃容易生痰生湿,水湿积于体内,水肿的情况就更严重。如果非经期有腹胀的女性,也不适合喝红枣水,以免生湿积滞,越喝腹胀的情况越无法改善。体质燥热者,也不适合在月经期间喝红枣水,因其可能会造成经血过多。

韭 菜

古代不少著名诗人的诗中都提到过韭菜,如唐代诗人杜甫的"夜雨剪春韭,新炊间黄粱",宋代诗人苏轼的"渐觉东风料峭寒,青蒿黄韭试春盘"。可见韭菜自古以来就受到我国人民的喜爱和重视。但鲜为人知的是,韭菜还是一味传统的中药,自古以来广为应用。

中医理论认为韭菜有温中行气、散血解毒、保暖、健胃整肠的功效,用于反胃呕吐、消渴、鼻血、吐血、尿血、痔疮以及创伤瘀肿等症,都有相当的缓解作用。其叶和根有散瘀、活血止血、止泻补中、助肝通络等功效,适用于跌打损伤、噎膈反胃、肠炎、吐血、鼻血、胸痛等症。

第4章 生活中如何饮食护肾养生

韭菜除了可温补肝肾,助阳固精的作用也很突出。《本草拾遗》中写道:"韭菜温中下气,补虚,调和脏腑,令人能食,益阳。"《本草纲目》记载,韭菜补肝及命门,治小便频数、遗尿等。韭菜壮阳补肾的食用方法:韭菜籽8克、月季花果9个,共煎服,每日1剂,日服3次。可治疗肾虚遗精、滑精、老年多尿、夜尿频数、小儿遗尿。

现代研究认为,韭菜除含有较多的纤维素,能增加胃肠蠕动,对习惯性便秘有益和对预防肠癌有重要意义外,它还含有挥发油及含硫化合物,具有促进食欲、杀菌和降低血脂的作用,对高血脂、冠心病患者有益。

小贴士

中医认为韭菜"春食则香,夏食则臭",认为生食韭菜(包括凉拌)辛而散血,熟则甘而补中。亦有多食生韭菜令人口气发臭和目眩之说。现代营养学家也认为生韭菜最好不要食用,若加工熟用则有补中健体的滋补作用。患有痈疽疮肿及皮肤癣、皮炎、湿毒者忌食;阴虚火亢者也应慎食生韭菜,主要是因为本品性辛辣温热,虽有壮阳补肾、益肾祛寒之功,亦能刺发皮肤疮毒。多食会上火且不易消化,因此,阴虚火旺、有眼疾和胃肠虚弱的人不宜多食。另外,隔夜的熟韭菜不宜再吃。

荔　枝

荔枝别名荔支、福果、丹荔,是著名的岭南佳果,属亚热带珍贵水果,岭南四大名果之一。它原产我国南部,有2000多年的栽培历史。其中"一骑红尘妃子笑"的果王荔枝,特别是俗称"糯米糍"的品种,核尖小,肉芳洌清甜,完全可以想象苏东坡"日啖荔枝三百颗,不辞长做岭南人"真情流露的满足样子。荔枝因果实成熟时枝弱而蒂固,不可摘取,只能连枝剪下,故名荔枝。荔枝因形色美艳、质娇味珍、超凡出众而被古人宠爱，称誉为人间仙果、佛果。

中医理论认为荔枝生津，益血，理气，止痛，能治烦渴、呃逆、胃痛、瘰疬、疔肿、牙痛、外伤出血，有补益气血、填精生髓、生津和胃、丰肌润肤等功效，又可用于治疗病后津液不足及肾虚梦遗、脾虚泄泻、健忘失眠诸症。体瘦肤黑、勃起功能障碍、早泄者，取荔枝干10个，五味子10克，金樱子15克，水煎服，每日一剂，久服可强身健体，治疗疾病。现代医学研究发现，荔枝含果胶、苹果酸、柠檬酸、游离氨基酸、果糖、葡萄糖、铁、钙、磷、胡萝卜素以及维生素B_1、维生素C及粗纤维等成分。荔枝是健身益颜的保健水果，可改善人体的消化功能，改善人体血液循环，故有润肌美容的作用；可改善人体的肾功能，用于治疗遗精、勃起功能障碍、早泄、阴冷诸症。

小贴士

荔枝虽有补肾壮阳之功，但在荔枝飘香季节，如果连续多日大量地食用鲜荔枝，不少人往往会出现头晕、心慌、脸色苍白、易饥饿、出冷汗等症状，严重者还会抽搐、呼吸不规则、脉搏细弱，甚至突然昏迷等类似低血糖的病理表现，这就是荔枝急性中毒，也叫荔枝病。所以，荔枝一次食用不宜过量。

栗　子

栗子又名板栗，有"干果之王"的美称，在国外被誉为"人参果"。古时还用来代替饭食。早在春秋战国时期，栽种栗子就已经很盛行。香甜味美的栗子，自古以来就被作为珍贵的果品，是干果之中的佼佼者。栗子有多种吃法，栗子泥制成蛋糕，是有益的甜点。善于吃栗的人，将栗子风干，味更鲜美，比砂炒或蒸熟更妙。古人诗云："老去自添腰脚病，

第 4 章 生活中如何饮食护肾养生

山翁服栗旧传方,客来为说晨与晚,三咽徐收白玉浆。"说明栗子可治老年肾虚,腰脚无力。

中医理论认为栗子味甘性温,入脾、胃、肾三经,有养胃、健脾、补肾、壮腰、强筋、活血、止血、消肿等功效,适用于肾虚所致的腰膝酸软、腰脚不遂、小便多和脾胃虚寒引起的慢性腹泻及外伤骨折、瘀血肿痛、皮肤生疮、筋骨痛等症。明代医学家李时珍介绍的食用方法是:"以袋盛生栗,悬挂风干,每晨吃十余颗,随后吃猪肾粥助之,久必强健。"吃时要细细嚼碎,口感无渣,成为浆液,一点一点咽下去,才能起到作用。现代医学研究认为栗子的营养十分丰富,据介绍栗肉含有蛋白质10%、淀粉70%左右,还含丰富的多种微量元素及矿物质,这些都是人体必需的营养物质,对于维护身体健康和增强性能力有重要的作用。

需要说明的是,栗子生食难消化,熟食又易滞气,故一次不宜吃得太多,特别是小儿,熟食也要适量,否则会致病。凡有脾虚消化不良、湿热甚者均不宜食用。

大 葱

葱是我国最古老的蔬菜之一,它和姜、蒜、辣椒、胡椒合称"五辣"。它既是蔬菜,又是很好的调味品,还可用于养生。荤、素菜都少不了它,民间有"无葱不炒菜""无葱不成席"之谓。有它可去腥除膻,增加香味;没它,就做不出美味佳肴。葱主要以叶鞘组成的假茎(俗称葱白)和嫩叶供食用,葱根须供药用。大葱原产于中国西部和西伯利亚,现主产于淮河、秦岭以北和黄河流域中下游。葱一般分为大葱和小葱。中医理论认为葱有壮阳补肾的功用,现代医学研究认为葱可促进人性腺的分泌。事实上在世界各地民间也有用葱增强性欲的方法,据说印度人在婚礼前几天就以"吃葱炒鸡蛋"为主,以保证新婚之夜的性爱美满。

鸡 蛋

鸡蛋是自然界的一个奇迹,一个受过精的鸡蛋,在环境、温度合适的条件下,不需要从外界补充任何养料,就能孵出小鸡,这就足以说明鸡蛋的营养是非常丰富的。鸡蛋不仅是人们所喜欢的一种高营养食物,而且还是一种药物。古代名医张仲景创立"苦酒汤",以蛋清、半夏、苦酒组成,治疗语言不利。以蛋清和黄连水滴眼,能辅助治疗结膜炎,在眼药水大量上市的现代,这种方法已使用不多,但鸡蛋的药用价值却不会被人们忘却,而且千百年来民间积累了无数的鸡蛋养生治病经验。中医理论还认为鸡蛋是人体肾功能的营养载体,是性生活后恢复元气最好的"还原剂"。从营养角度来看,鸡蛋内含有蛋白质、脂肪、卵磷脂、卵黄素、维生素A、维生素D、B族维生素和铁、钙、磷、钾、硒等,且易被人体吸收,不论是蛋黄还是蛋清,人体利用率均在95%以上。由此可见,食用鸡蛋对于肾功能的增强,保证性生活后营养的补充十分有益。

> **小贴士**
>
> 麻雀蛋与鸡蛋一样含有丰富的优质蛋白质、卵磷脂、脑磷脂、维生素A、维生素D、维生素B_1、维生素B_2、铁、磷、钙等。中医认为,麻雀蛋味甘、咸,性温,具有滋补精血、壮阳补肾固肾之功效。适用于精血不足、四肢不温、怕冷等症。由肾阳虚所致的阳痿,精血不足所致的闭经、头晕、面色不佳者,常吃麻雀蛋,具有健体、养颜、增强肾功能等作用。但有阴虚火旺、阳盛者不宜食麻雀蛋。

蜂 蜜

蜂蜜是一种天然食品,味道甜蜜,所含的单糖不需要经消化就可以被人体吸收,对妇、幼特别是老人更具有良好的保健作用,因而被称为"老人的牛奶"。蜂乳即蜂王浆，是工蜂分泌出来的用来饲喂幼虫和蜂王的食物，营养比蜂蜜高得多。

蜂蜜由于其性味甘平，有润肺补中、缓急解毒、润肠通便的功效，中医将蜂蜜列为健康与保健的上品。李时珍说："蜂蜜入药之功有五：清热也，补中也，解毒也，润燥也，止痛也。生则性凉，故能清热；熟则性温，故能补中；甘而和平，故能解毒；柔而濡泽，故能润燥；缓可以去急，故能止心腹肌肉疮疡之痛；和可以致中，故能调和百药而与甘草同功。"现代医学研究认为，蜂蜜是人们生活中常用的天然营养佳品，又是人们喜欢食用的甜味品。营养学专家认为蜂蜜所含的糖80%是易于消化的葡萄糖和果糖，而且其比例非常合适，能直接为人体吸收利用。此外，蜂蜜还含有多种维生素和矿物质，可补充人体这方面的不足，有利于益寿延年。由于蜂蜜的营养特别的丰富，所以蜂蜜在民间常被用作新婚和性生活后的补益食品。在世界各地均是如此，比如阿拉伯人还有吃天然蜂蜜壮阳补肾的习俗，尤其是用芝麻和蜂蜜调制的"赫瓦糖"，是一些部落秘不外传的壮阳补肾的偏方。据传，古代的巴比伦女性也用它来增加性吸引力，男子则靠它恢复性爱过程中消耗的体力。现代医学证实，蜂蜜里含有大量的植物性雄激素，并含有一种与人体脑垂体激素相仿的化学物质，具有明显的活跃性腺的功效。另外，天然蜂蜜中的糖很容易被人体吸收，对男性精液的形成十分有益。

小贴士

营养学家提醒，在食用蜂蜜时，应注意不要用开水冲调或高温煮沸。因为在高温时，蜂蜜中的很多营养素（尤其是维生素和酶类）会被破坏，且影响原有的色、香、味。故在食用蜂蜜时，只要用温开水稀释调匀就行了。由于蜂蜜含果糖量高，糖尿病患者食用要适量。要注意蜂蜜不能盛放在金属器皿中，以免增加蜂蜜中重金属的含量。蜂蜜也不宜和茶水同食，否则会生成沉淀物，有害健康。蜂乳不适合那些对花粉过敏者食用，低血糖的人也不宜多食。蜂蜜有润肠通便的作用，泄泻或便溏者忌食。

04 吃这些食物容易损伤肾功能

祖国医学认为，"性凉，多食损元阳、损房事"，现已发现，菱角、茭白、海松子、兔肉、猫肉、猪脑、羊脑、水獭肉、粗棉籽油等对肾功能不利，常吃会出现肾功能减退或精子减少、阳痿等。因此，对以上这些食物，有肾功能障碍的人应该禁食，肾功能正常的也宜少食。对一些能降低中老年人性兴奋水平的食品，中老年人中肾功能较差者也应尽量不要食用。

莲子心

莲子心，又名莲薏、苦薏。它含莲心碱、异莲心碱、金丝桃、芸香及黄酮类物质。莲子心性凉、味苦，有清心火、降血压、止汗、养神的作用，用之泡茶饮，适宜于高血压头晕、心烦失眠、梦遗滑精和盗汗之人。清代食医王孟英就曾说，莲子心敛液止汗，清热养神，止血固精。另据研究发现，莲子心中所含的莲心碱有平静性欲之功，对性欲亢进者有效。因此，对男子更年期心肾不交、性欲亢进、阴茎易举者，食之颇宜。丈夫身体不好而体格健壮的女性可常服；寡居女性亦可常食莲子心茶。但莲子心不宜于肾功能较差的人食用。

冬 瓜

冬瓜形状如枕，又叫枕瓜，生长于夏季。为什么夏季所产的瓜，却

第4章 生活中如何饮食护肾养生

取名为冬瓜呢？这是因为瓜熟之际，表面上有一层白粉状的东西，就好像是冬天所结的白霜，也正是这个原因，冬瓜又称白瓜。

冬瓜有良好的清热解暑的功效。夏季多吃些冬瓜，不但解渴消暑、利尿，还可使人免生疔疮。因其利尿，且含钠极少，所以是慢性肾炎水肿、营养不良性水肿、孕妇水肿的消肿佳品。冬瓜是一种解热利尿比较理想的日常食物，连皮一起煮汤，效果更明显。冬瓜能养胃生津、清降胃火，使人食量减少，促使体内淀粉、糖转化为热能，而不变成脂肪。因此，冬瓜是肥胖者的理想蔬菜。冬瓜有抗衰老的作用，久食可保持皮肤洁白如玉，润泽光滑，并可保持形体健美。冬瓜瓤、瓜皮、种子均可入药，临床上常用于对尿少、水肿、肺热咳嗽、阑尾炎等疾病的治疗。现代医学还证实，常食冬瓜可清解狂躁症状。但冬瓜性寒，故久病的人与阴虚火旺者应少食。中医认为冬瓜属损精伤阳、不利于肾功能的食物，强调男性不宜过量食用，如《本草经疏》说："冬瓜内禀阴土气，外受霜露之侵，故其味甘，气微寒而性冷利。"由此看来，肾功能较差的男性还是以慎食为好。

菱　角

菱角是一年生草本水生植物，又称水中落花生，果实菱角为坚果，垂生于密叶下水中,必须全株拿起来倒翻才可以看得见。通常在进入二月后，就要设置育苗地，密集地培育种苗，到初夏五月底到六月初第一期水稻收成后，就可将稻田整地筑地、筑埂，引水入田，移植菱角种苗。菱角有青色、红色和紫色，皮脆肉美，算是佳果，亦可作为粮食之用。一般都以蒸煮后食之，或晒干后剁成细粒，熬粥食之亦可。菱角含有丰富的淀粉、蛋白质、葡萄糖、脂肪、多种维生素及钙、磷、铁等元素。古人认为多吃菱角可以补五脏，除百病，且可轻身。所谓轻身，就是有减肥健美的作用，因为菱角不含使人发胖的脂肪。《本草纲目》中说，菱角能补脾胃，强股膝，健力益气；菱粉粥可益胃肠，解内热，老年人常食有益。据近代药理实验报道，菱角具有一定的抗癌作用。但菱角也有副作用，由于其味甘、性寒，可平息男女之欲火，所以不宜于肾功能减退的人食用。《食疗本草》指出："凡水中之果，此物最发冷气……令人冷藏，损阳，令玉茎消衰。"

芥 蓝

芥蓝属十字花科芸薹属甘蓝类蔬菜，原产于我国南方，栽培历史悠久，是我国的特产蔬菜之一，在广东、广西、福建等南方地区是一种很受人们喜爱的家常菜，更是畅销东南亚的出口菜。目前，随着人们生活水平的提高和旅游业的迅猛发展，芥蓝已成为一种许多地区引种推广的蔬菜品种。苏轼的《老饕赋》中写道："芥蓝如菌蕈，脆美牙颊响。"以此来形容芥蓝有香蕈的鲜美味道。芥蓝以肥嫩的花喜和嫩叶供食用，肉质脆嫩、清香，风味别致，营养丰富。芥蓝含纤维素、糖类等。其味甘，性辛，除有利水化痰、解毒祛风的作用外，还有耗人真气的副作用。久食芥蓝，可抑制性激素的分泌。《本草求原》说它"甘辛、冷，耗气损血"，不利于肾功能低下的人食用。

05　学做具有补肾作用的十六道药粥

"脾胃为后天之本""气血生化之源"，这是中医工作者的名言，也说明了脾胃功能的重要。在推测疾病的预后时，也一贯认为"脾胃无损，诸可无虑"，如果"胃气一散，百药难施"。这说明了脾胃功能的强弱对疾病的预后起着重要的作用。而壮阳补肾滋补药粥疗法正是以补益胃气、顾护脾胃为重点，以驱邪治病为己任。壮阳补肾滋补药粥的主要食物部分是粳米和糯米，均是极好的健脾补胃之品。正如前人所赞："粳米粥为资生化育神丹，糯米粥为温养胃气妙品。"中医理论还认为，壮阳补肾药

第4章 生活中如何饮食护肾养生

粥具有温肾元、填补精髓的作用。肾中精气有赖于水谷精微的供养,才能不断充盈和成熟。比如在冬天,气温较低,肾又喜温,肾虚之人通过膳食调养,其效果较好。需要注意的是,中医肾虚有阴虚、阳虚之分,进补时对症用膳,方可取得显著效果。肾阳虚可选服羊肉粥、鹿肾粥、韭菜粥等温肾壮阳之物;肾阴虚宜选服海参粥、地黄粥、枸杞粥等滋补肾精之品。以下药粥对于壮阳补肾、提高肾功能有很好的作用,可供对症选用。

韭菜粳米粥

【配料】新鲜韭菜30～60克,或用韭菜籽5～10克,粳米100克,细盐少许。

【制法】取新鲜韭菜,洗净切细,或取韭菜籽研为细末。先煮粳米为粥,待粥沸后,加入韭菜或韭菜籽细末、精盐,同煮成粥。

【用法】分多餐服食。

【功效】壮阳补肾,固精止遗,健脾胃。主治脾肾阳虚之早泄、阳痿、小便频数、腰膝酸冷等。

> **小贴士**
>
> 粳米就是我们俗称的大米,是由稻子的籽实脱壳而成的。粳米是中国人的主食之一。无论是家庭用餐还是去餐馆,米饭都是必不可少的。粳米其味甘、淡,其性平和,每日食用,百吃不厌,是天下第一补人之物,南方人更是以此为主食,经常食用。中医治病常将粳米加入到方药中,认为粳米有补中益气、健脾养胃、益精强志、和五脏、通血脉、聪耳明目、止烦、止渴、止泻的功效,认为多食能令"强身好颜色"。历代医家对粳米功用论述颇多,诸如益气,

止烦,止渴,止泻,补中,壮筋骨,益肠胃。明代汪颖也说:"粳有早、中、晚三收,以晚白米为第一……天生五谷,所以养人,得之则生,不得则死。唯此谷得天地中和之气,同造化生育之功,故非他物可比。"

枸杞粳米粥

【配料】鲜枸杞叶250克,粳米适量。

【制法】把鲜枸杞叶洗净、切碎,粳米淘洗干净,同放锅中,加水适量,移文火上煮烂成粥食用。

【用法】每日当早点食用。

【功效】补虚益损,滋阴补肾。主治遗精频作,形体虚弱,五心烦热等。

小贴士

做粳米粥时,不要放碱。因为粳米是人体维生素B_1的重要来源,碱能破坏粳米中的维生素B_1,会导致维生素B_1缺乏,出现"脚气病"。不能长期食用精米,对糙米不闻不问。因为精米在加工时会损失大量营养,长期食用会导致营养缺乏。应粗细结合,才能营养均衡。用粳米做米饭时一定要"蒸"而不要"捞",因为"捞饭"会损失掉大量维生素。

芡实核桃粥

【配料】芡实粉30克,核桃肉15克(打碎),红枣(去核)5~7个。

【制法】芡实粉先用凉水打糊,再放入滚开水中搅拌,入核桃肉、红枣,煮熟成糊粥,加糖。

第4章　生活中如何饮食护肾养生

【用法】随意服食。

【功效】滋补脾肾，固涩精气。主治遗精，腰酸肢软，体倦乏力。

> **小贴士**
>
> 芡实，又名鸡头米、水鸡头、鸡头苞等，古药书中说它是"婴儿食之不老，老人食之延年"的佳品。它具有"补而不峻""防燥不腻"的特点，是秋季进补的首选食物。芡实容易消化，营养素极容易被人体吸收。夏天炎热季节脾胃功能衰退，进入秋凉后功能尚差，及时给予本品，不但能健脾益胃，而且能补充营养。芡实中含有丰富的维生素B_{12}，用芡实与瘦肉同炖，对解除神经性头痛、关节痛、腰腿痛等虚弱症状有很大的好处。常吃芡实还可治疗老年人的尿频、阳痿、早泄之症。吃芡实要用慢火炖煮至烂熟，细嚼慢咽，方能起到充养身体的作用。芡实一次不宜食用太多。

芡实茯苓粥

【配料】芡实15克，茯苓10克，大米适量。

【制法】芡实、茯苓捣碎，加水适量，煎至软烂时再加入淘净的大米，断续煮烂成粥食用。

【用法】每日分顿食用，连吃数日。

【功效】补脾益气。主治早泄，小便不利，尿液混浊，面色不华等。

> **小贴士**
>
> 说起茯苓，人们首先想到的是北京特产茯苓饼那香甜的味道，其次还会想起茯苓酸奶、茯苓酒。茯苓作为一味常见的中药，在

老百姓的心中已经慢慢地变成好吃的保健食品了,但是茯苓究竟有什么药用,却很少有人说得清楚。茯苓是一种名贵真菌,为多孔菌科植物茯苓的干燥菌核,主要寄生在松科植物赤松或马尾松的树根上,深入地下20～30厘米。茯苓性平味甘,能健脾益胃、利水祛湿、宁心安神,可治脾虚泄泻、咳嗽、糖尿病、心悸怔忡、失眠多梦等,还可抗肿瘤,提高机体补肾力。此外,常服茯苓还能养颜抗衰老,但是日常生活中却不知道怎么服用它。茯苓的药味很淡,微甜,所以可以和大米一同熬粥喝,味道甜美;也可以做成茯苓羊肉包子,另有一番风味,但是由于羊肉易上火,所以有内热的人不宜吃。而对于上班族来说,用茯苓泡茶喝也颇有保健的功效。

锁阳粳米粥

【配料】锁阳30克,粳米50克。

【制法】将锁阳洗净,切碎,加粳米及清水适量,煮粥,调味。

【用法】随意服食,锁阳可以不吃。

【功效】补肾兴阳,固精止遗。主治肾虚遗精,神疲倦怠,精神萎靡,腰酸腿软,畏寒肢冷等。

小贴士

锁阳入药,为历代名医名案所珍重。最新科学研究证明,锁阳能够促进人体细胞再生和新陈代谢,增强补肾调节能力,有增强肾功能的作用。现今的锁阳城原名苦峪城。据史书记载:"唐初名将薛仁贵征西至安西,吐蕃放水,援兵及粮草被阻,兵困于苦峪城。将士挖锁阳以充饥,食后精神振奋,骁勇异常,力破重围,追敌千里,为朝廷屡建奇功。天子李世民闻奏后,认为锁阳救军有功,遂将苦峪城赐名为锁阳城。"相传成吉思汗征战至敦煌附近,突发恶疾,生命垂危。冬至夜,有仙人托梦曰唯九头神药可治。随营将士奋战二十一个昼夜,终在锁阳城采得九头锁阳一根。食后昏睡三日,醒来病痛全无,成吉思汗以为锁阳乃上天赐之神物。从此,民间流传三九三的锁阳能治百病。

黄芪粳米粥

【配料】黄芪 20 克,粳米 50 克。

【制法】先用水煮黄芪取汁去滓,再用汁煮米做粥。

【用法】晨起空腹食之。

【功效】益气摄血。主治早泄遗精,形体消瘦,神疲自汗。

小贴士

黄芪是豆科植物,是一味常用的中药。它的主要药理作用是"益气固表",可以利水,也可以托毒生肌。什么是"益气"呢?凡是中医认为是气虚、气血不足、中气下陷的情况,都可以用黄芪。平时体质虚弱,容易疲劳,常感乏力,往往是气虚的一种表现。贫血,则常属气血不足。而脱肛、子宫下坠这些病状也常被认为是中气下陷。有上述症状的人,冬令吃些黄芪有益处。当然最好是在医生的指导下服用。

黄芪韭菜粥

【配料】黄芪 20 克,粳米 100 克,韭菜 50~100 克。

【制法】先将黄芪加水煎煮 2 次,每次沸后 30 分钟,合并滤液 1000 毫升，与粳米同煮粥，粥熟时加入韭菜再煮一会儿。

【用法】早、晚服食。

【功效】补益元气，提神暖胃。适用于阳虚水肿、阳虚自汗、慢性腹泻、慢性肝炎、慢性肾炎、疮疡久不收口、脾胃虚寒、口吐清水者。

麻雀菟丝粥

【配料】麻雀5只，菟丝子30～45克，覆盆子10～15克，枸杞子20～30克，粳米60克，葱白两段，生姜3片，细盐少许。

【制法】先将菟丝子、覆盆子、枸杞子一起煎取药汁，去药渣；再将麻雀去毛及肠杂，洗净用酒炒，然后与粳米、药汁加适量水一并煮粥，将熟时，加葱白、生姜、细盐，煮成稀粥服食。

【用法】3～5天为一个疗程。

【功效】壮阳补肾气，补精血，益肝肾。主治肾气不足，阳虚羸弱，肾功能减退，早泄遗精，小便淋漓不爽等。

小贴士

菟丝子为双子叶植物药旋花科植物菟丝子或大菟丝子的种子。菟丝子植物特征：无根无叶寄生性一年生草本，喜欢在阳光充足的开阔环境中生长，常寄生于蔓菁或马鞍藤上。茎细长，丝状，光滑，黄色。叶退化，细小卵形，薄膜质的鳞片叶。白色的小花在夏天开放。果为蒴果（带壳的果实），扁球形。菟丝子在中药界是非常有名的，它不仅可治各种疮痛、肿毒，还能滋养强壮治黄疸，效用不胜枚举。菟丝子商品分为大粒菟丝子和菟丝子两种，菟丝子为主流产品，全国普遍应用。大粒菟丝子以粒饱满，黑褐色均匀，无杂质者为佳；菟丝子以粒饱满，质坚实，灰棕色或黄棕色者为佳。中医认为菟丝

第 4 章　生活中如何饮食护肾养生

> 子具有滋补肝肾、固精缩尿、安胎、明目、止泻的功效，可用于治疗阳痿遗精、尿有余沥、遗尿尿频、腰膝酸软、目昏耳鸣、肾虚胎漏、胎动不安、脾肾虚泻等症。

苁蓉羊肉粥

【配料】肉苁蓉 10～15 克，精羊肉 60 克，粳米 100 克，细盐少许，葱白两段，生姜 3 片。

【制法】分别将肉苁蓉、精羊肉洗净细切，先用砂锅煎肉苁蓉取汁，去渣，入羊肉。粳米同煮，等煮沸后，再加入细盐、葱白、生姜煮为稀粥。

【用法】本品适用于冬季进补，以 5～7 天为一疗程。

【功效】补肾助阳，健脾养胃。主治肾阳虚衰所致的阳痿、遗精、腰膝冷痛、小便频数、体质羸弱、劳倦内伤、恶寒怕冷等。

肉苁粳米粥

【配料】肉苁蓉 10～15 克，粳米 100 克。

【制法】先将肉苁蓉置砂锅内煮烂去渣，再入粳米煮粥。

【用法】早、晚服食。

【功效】壮阳补肾，润燥滑肠。适用于肾阳不足、肾功能低下、阳虚便秘者。久服可延年益寿。

> **小贴士**
>
> 　　肉苁蓉是一类原产于北美和东亚的一年生寄生植物，其生长于美国和中国东北部的砂质土壤中。在春天，当其秧苗仍未或刚长出地面时就被挖出，随后切除花序，切成片状并在阳光下干燥，被称

作"甜苁蓉"。而那些在秋天采集并在盐水中浸泡的，则被称为"咸苁蓉"，在除去盐分后，其被切片，以阳光干燥或以水和酒蒸并在空气中干燥。根据现代科学研究，肉苁蓉可发挥类似睾固酮的作用，促进性欲和能力。肉苁蓉可刺激精子产生和精液分泌，通过使储精囊充满从而促进性欲。肉苁蓉还显示出全面的强壮身体的能力。该草药可抑制类促性腺激素（类荷尔蒙）作用，且不会影响体内睾固酮的正常平衡。其还可作为催情剂。肉苁蓉同样显示出对早泄的功效。肉苁蓉可通过帮助调节男性生殖系统的神经内分泌，从而保持正常的荷尔蒙平衡。

鸡汁粳米粥

【配料】公鸡1只，粳米100克。

【制法】先将鸡去毛剖洗干净，浓煎取汁，以原汁鸡汤分次同粳米煮粥，加入盐、葱、味精等调料。

【用法】早、晚服食。

【功效】温中益气，温养五脏。适用于体质虚弱、病后调养、营养不良者。适用于肾阳不足所致的小便频数、耳聋、精少精冷等症。

小贴士

　　鸡肉不仅味道鲜美，而且营养丰富，被称为"能量之源"。它更是凭借其高蛋白、低脂肪的特点赢得人们的青睐，成为病后体虚患者的首选补品。然而，人们在选择鸡肉时往往比较注重鸡的品种及新鲜程度，对于鸡的雌雄却不太关心。其实，公鸡和母鸡的肉虽然都具有上述特点，但其食疗功效还是有所不同的。中医认为，鸡肉

第4章 生活中如何饮食护肾养生

> 虽然都具有温中益气、补精填髓、益五脏、补虚损的功效,但在选择时还是应注意雌雄有别:公鸡肉属阳,温补作用较强,比较适合阳虚气弱患者食用,对于肾阳不足所致的小便频数、耳聋、精少精冷等症有很好的辅助疗效;母鸡肉属阴,可用于脾胃气虚引起的乏力、胃脘隐痛、产后乳少以及头晕患者的调补,特别适合阴血虚患者如产妇、年老体弱及久病体虚者食用。

鹿角粳米粥

【配料】鹿角胶15～20克,粳米100克,生姜3片。

【制法】先煮粳米做粥,待沸后,加入鹿角胶,生姜同煮为稀饭服食。

【用法】早、晚服食。

【功效】补肾阳,益精血。适用于阳气不足的虚劳羸瘦,男子阳痿早泄,遗精、腰痛,妇女子宫虚冷,不孕,崩漏,带下等症。

【禁忌】鹿角胶粥为温补性壮阳补肾滋补药粥,适合于冬季服食,夏季不宜选用。以3～5天为一疗程。对于阴虚火旺的口舌干燥,尿黄便秘或感冒发热者忌服。

> **小贴士**
>
> 鹿角胶为鹿角加水煎熬浓缩而成的固体胶,呈黄棕色,上部有黄白色泡沫层,质脆,易碎,断面光亮。其性温,味微甜,有补肾阳、生精血、托疮生肌的作用,适合肾阳不足、畏寒肢冷、阳痿早泄、腰酸腿软者服用,也可用于咯血、尿血、月经过多,以及阴疽内陷等病症。阿胶与鹿角胶相比,前者滋补阴血,更适合于妇女;后者温阳补肾,更适合于男子。鳖甲胶与龟板胶都能养阴,且能清虚热,适合易

上火者采用,这是阿胶和鹿角胶所不具备的。鳖甲胶还有通血脉的作用,破瘀散结有专功。龟板胶强健筋骨,骨质疏松者可考虑优先选用。

肉桂粳米粥

【配料】肉桂5克,粳米100克,砂糖适量。

【制法】粳米洗净,加砂糖煮粥。将熟时放肉桂粉,文火再煮,粥稠停火(久煮效果更佳)。

【用法】每晚睡前空腹温服。

【功效】温中补阳。用于肾阳不足所致的尿频、宫冷不孕、虚寒痛经等症。

小贴士

肉桂和桂枝是一个"家族"的,它们都源自于同一种樟科植物,主产于广东、广西、福建、云南等地。国外产于越南、斯里兰卡、印度等东南亚国家和地区。肉桂,是肉桂树皮去除最外层栓皮的树干皮,于大暑时将树皮割裂,立秋开始剥离,刮去粗皮,切片或研末用,中医将其形象地称为"肉桂"。桂枝,则是肉桂树的带木质心的嫩枝部分。在中药里,由于各自的药用部位不同,其性味、功能主治与临床应用也不尽相同。肉桂,可温中补阳,用于肾阳衰微、下元虚冷、腰脚软弱、小便不利等症。如金匮肾气丸、右归丸。肉桂还可散寒止痛,用于虚寒性胃痛、腹痛、疝痛等症,可单味研末用,亦可与其他温中散寒药同用。桂枝,能发汗解肌,可用于风寒感冒、身热头痛、恶寒怕风等症。桂枝还有很好的温经止痛的作用,可用于风寒湿痹,肩臂肢节酸痛,胃寒腹痛,妇女血寒瘀滞,月经不调,经闭腹痛。

第4章 生活中如何饮食护肾养生

狗肉粳米粥

【配料】狗肉约500克,生姜少许,粳米适量。

【制法】将狗肉切成小块,入生姜少许,同粳米煮粥。

【用法】早、晚餐温热服食。

【功效】温补脾肾,祛寒助阳,轻身益气。适用于老年体衰、阳气不足、肾功能减退、手足不温、尿频、畏寒肢冷、腰膝软弱等症。温补之性较羊肉更强。

【禁忌】发热期间忌服。服食该粥时,忌吃蒜、菱,以及中药杏仁、商陆。

小贴士

阳虚是指人体的某脏器功能偏衰,即功能减退。阳虚产生的原因主要是由于先天禀赋不足或后天过劳、过度受寒、药物过量、久病失养、饮食不当等损伤阳气所致。阳虚的特点为产热不足,表现为怕冷、自汗、乏力疲倦、手足冰凉、小便清长、肾功能低下、舌淡苔白、脉沉而无力、舌质淡苔白。阳虚多由气虚发展而来。阳虚证包括心阳、脾阳、肾阳虚。由于肾阳为元阳,对全身各脏腑起温煦生化的作用,故阳虚诸证,常与肾阳不足有密切关系。肾阳虚的主要症状为:畏寒肢冷、腰膝酸软或冷痛、阳痿早泄、宫冷不孕、白带清稀、夜尿增多、脉沉苔白等。补阳药具有补肾阳、益精髓、强筋骨等作用,所以适用于上述各症,亦可用于脾肾阳虚的泄泻及肺肾两虚的气喘、风寒湿痹等证。凡阴虚火旺者不宜使用,以免有助火伤阴之弊。

枸杞粳米粥

【配料】枸杞 50 克，粳米 100 克。

【制法】取枸杞、粳米同煮成粥。

【用法】早、晚随量食用。

【功效】枸杞子性味甘平，为肝肾经要药，是一种滋补肝肾的药食两用之品。春季选食枸杞粥，可以补肝肾不足，治虚劳阳痿、咳嗽久不能愈者（无外感者）。

【出处】《本草纲目》。

首乌红枣粥

【配料】何首乌 20 克，红枣 5 枚，红糖 10 克，粳米 100 克。

【制法】先将何首乌放入小砂锅内，煎取汁液，去渣后放入淘洗干净的粳米和红枣，加水适量煮粥，粥熟后加入红糖即成。

【用法】每天一剂，分两次食用，连食 7～10 天为一疗程，间隔 5 天再进行下一疗程。

【功效】此粥有养血益肝、固精补肾、乌须发之功。适用于须发早白和头发枯黄的人。

【禁忌】大便溏泄者不宜食用。

06 制作壮阳补肾药粥的"四个注意"

一要注意水量。煮制壮阳补肾滋补药粥，应掌握好用水量。如果加水太多，则无端地延长了煎煮时间，使一些不宜久煎的药物失败。况且煎汁太多，患者难以按要求全部喝下。加水太少，则药物有效成分不易煎出，粥米也煮不烂。用水的多少应根据药物的种类和用米的多少来确定。

二要注意火候。煮壮阳补肾滋补药粥要掌握一定的火候，才能使煮制出来的壮阳补肾滋补药粥不干不稀，味美适口。在煮粥过程中，如果用火过急，则会使粥液沸腾外溢，造成浪费，且容易煮干；若用小火煎煮则费工费时。一般情况下，是用急火煎沸，慢火煮至成粥的办法。

三要注意煮粥时间。壮阳补肾滋补药粥中的药物部分，有的可以久煮，有的不可以久煮。有久煮才能煎出药效的，也有久煮反而降低药效的。煎粥时间常是根据药物的性质和功用来确定的。因此，把握好煎煮粥的时间极为重要。

四要注意容器选择。依照传统习惯，最好选用砂锅。为使壮阳补肾滋补药粥中的中药成分充分析出，避免因用金属锅（铁、铝制锅）煎熬所引起的一些不良化学反应，所以，用砂锅煎煮最为合适。新用的砂锅要用米汤水浸煮后再使用，防止煮壮阳补肾滋补药粥时有外渗现象。刚煮好的热粥锅，不能放置冰冷处，以免砂锅破裂。

07 如何选用壮阳补肾滋补药粥

不同的食物有不同的属性和作用，因此，用粥疗疾时要在医生指导下科学合理地进行食物的选用，合理确定处方。同时，要注意食物、食物与药物之间的配伍禁忌。按照传统的习惯，有些食物不能合用，如鸡肉忌糯米、芥末，猪肉忌荞麦、黄豆等。这些虽然没有充分的道理，但是民间长期流传的一些忌讳，仍应慎重为宜。

当然，壮阳补肾滋补药粥选用药物，还要注意药物之间的配伍禁忌，因为壮阳补肾滋补药粥的主要原料之一是中药。目前临床应用的5000多种常用中药中，有500余种可作为壮阳补肾滋补药粥的原料，如冬虫夏草、人参、当归、天麻、杜仲、枸杞子等。这些药物在与食物配伍、炮制和应用时都需要遵循中医理论，使它们之间的作用互相补充、协调，否则就会出现差错或影响效果。因此，壮阳补肾滋补药粥应用药物有严格的禁忌。这里特别指出的是，凡属国家保护动物、植物应加以保护，不得随意取食；必须炮制的药物，请到中药店购买炮制好的再使用；食用壮阳补肾滋补药粥时，最好在医生指导下进食。若食用时有不适感，应立即停止食用，以防个别人对壮阳补肾滋补药粥过敏。

08 学做补肾的二十道滋补汤

壮阳补肾滋补汤亦属食疗食养的范畴，但在制作与治疗上并不是"药＋食＝滋补汤"这么简单的概念。从作为膳食的一方面来说，首先应满足食物应该具有的色、香、味、形、触等基本要求；而从作为药的一方面来说，则应尽量发挥食物本身的功效，并进行合理搭配，辨证用膳。即使需要加入药物，药物的性味也要求尽量甘、淡、平和、无异味，不能因用药就丢了膳。因此，正确地选配、烹调合适的膳食与享用者的身心特质相结合，食疗和美味紧密地结合在一起，是一项需要高度技术与高度艺术的工作，在古代，仅有帝王与贵族方可享用这般的"精致"。滋补汤保健是中国饮食文化与中医药文化相结合的产物，厨师调五味，医生亦调五味，既有共性，又有不同之处，对食疗的把握即是将二者巧妙地结合在一起，无论是从历史源流、方药构成、制作过程、科学分析各个方面来看，滋补汤保健都是饮食与医药的精华所在，而制作汤羹调五味的过程就是技艺提高的过程。可以说，经过几千年的发展完善，壮阳补肾滋补汤对中老年补肾有事半功倍的效果。

猪腰核桃汤

【配料】猪腰子1对，杜仲30克，核桃肉30克。

【制法】三物共熬后加盐去杜仲渣，吃猪腰喝汤。

【用法】隔日1次，治愈为止。

第4章 生活中如何饮食护肾养生

【功效】益肾助阳，强腰益气。用于遗精频作，腰脊疼痛，畏寒肢冷等症。

狗肉黑豆汤

【配料】狗肉250克，黑豆50克，调以盐、姜、桂皮、陈皮、草果。

【制法】同熬熟食用。

【用法】每日2次。

【功效】温补命门，滋补肾气，涩精止泻。用于男性早泄。

> **小贴士**
>
> 在长期的农耕社会中，人们发现，牲畜食用黑豆后，体壮、有力、抗病能力强，所以，以前黑豆主要被用作牲畜饲料，其实这是黑豆的内在营养和保健功效所决定的。那时人们崇尚白色食品，只有贫穷者才食用黑豆。但医者和养生者却发现黑豆有许多医疗保健作用。中医历来认为黑豆为肾之谷，入肾，具有健脾利水、消肿下气、滋肾阴、润肺燥、制风热而活血解毒、止盗汗、乌发黑发以及延年益寿的功能。现代医学认为黑豆中蛋白质的含量不仅高，而且质量好。黑豆蛋白质的氨基酸组成和动物蛋白相似，其赖氨酸丰富并接近人体需要的比例，因此容易消化吸收。黑豆脂肪含有较多的不饱和脂肪酸，熔点低，易于消化吸收，不会沉积在血管壁上。其最大特点是含有植物固醇，植物固醇不但易于被人体吸收，而且能抑制胆固醇的吸收。因此，黑豆对于动脉硬化的中老年人来说，是一种理想的保健品。

附片狗肉汤

【配料】制附片8克，菟丝子10克，狗肉250克，食盐、味精、生姜、葱各适量。

【制法】

（1）将狗肉洗净，整块放入开水内氽透，捞入凉水内洗净血沫，切成3~4厘米长的方块，姜、葱切好备用。

（2）将狗肉放入锅内，同姜片煸炒，加入适量料酒，然后将狗肉、姜片一起倒入砂锅内，同时将菟丝子、附片用纱布袋装好扎紧，同食盐与葱一起放入砂锅内，加清汤适量，用武火烧沸、文火煨炖，待肉熟烂后即成。

【用法】拣去纱布袋，加入味精，吃肉喝汤。

【功效】温肾助阳，补益精髓。用于阳气虚衰之阳痿、性欲低下、精神不振、腰膝酸软、四肢乏力、下半身常有冷感、面色白、头目眩晕等。

小贴士

附片为有毒中药，古往今来应用极为广泛，被誉为"中药十大元帅之首"，具有回阳救逆、补火助阳、逐风寒湿邪的功效，可用于亡阳虚脱，肢冷脉微，阳痿，宫冷，心腹冷痛，虚寒吐泻，阴寒水肿，阳虚外感，寒湿痹痛等症。要说明的是，附片虽是名贵中药，但是药三分毒。附片中的毒素主要是乌头碱。乌头碱是附子、川芎、草乌、一枝蒿、落地金钱、搜山虎等乌头类植物中都含有的毒性成分，口服0.2毫克即可中毒。服用此类药物时不宜过量饮酒，以免加重中毒。使用含乌头碱的药物时，剂量不宜过大，一定要煎煮3~4小时，使乌头碱全部破坏才能服用。

第4章　生活中如何饮食护肾养生

芡实莲子汤

【配料】芡实 30 克,莲子 30 克,白糖适量。

【制法】莲子浸泡后,放入芡实熬成滋补汤,食时加糖。

【用法】早、晚服用,四季皆宜。

【功效】补脾止泻,益肾固精。用治脾虚久泻,梦遗滑精,久服必效。

泥鳅大虾汤

【配料】泥鳅 250 克,虾 60 克,调味品适量。

【制法】将泥鳅放清水中,滴几滴植物油,每天换清水。让泥鳅吃油及清水后,排出肠内粪物。将泥鳅和虾共熬汤,加调味品,即可食用。

【用法】随意服食。

【功效】温补肾阳。主治肾虚所致的阳痿。

鸽杞黄精汤

【配料】白鸽 1 只,枸杞子 20 克,黄精 30 克,料酒、精盐、胡椒粉、姜末、葱末各适量。

【制法】

(1) 将枸杞子洗净;黄精洗净。

(2) 将鸽子宰杀,去毛、内脏、脚爪,洗净,放入沸水锅中氽一下,捞出斩块。

(3) 锅中放入鸽块、枸杞子、黄精、料酒、盐、胡椒粉、姜、葱、鸡清汤,用旺火烧沸,撇去浮沫,改文火炖至肉熟烂,淋上鸡油盛入汤盆即成。

【用法】早、晚服用。

【功效】温补肾阳。主治肾虚所致的阳痿。

小贴士

　　黄精气味平和,质地滋润,能补养肺肾之阴,润燥生津,治疗阴虚肺燥的干咳少痰,可单用熬膏,或配沙参、贝母同用。如果是肺结核病(中医叫肺痨)咳嗽,可与地黄、天冬、百部同用。黄精既可补脾胃之气,又能益脾胃之阴。脾胃气虚,症见全身无力,食欲不振,脉象虚软,可用黄精与党参、白术等治疗。脾胃阴虚,症见口干,食少,全身无力,饮食无味,舌红无苔,将黄精与石斛、麦冬、山药等养阴益胃药同用。黄精与枸杞子等同用可治疗精亏头晕、腰膝酸软、须发早白;与天花粉、麦冬同用可治疗消渴(糖尿病)。黄精的常用量为10～20克。黄精与玉竹都是百合科的植物,形态作用也相似,但玉竹重养阴,黄精能补脾益胃。由于二味都味甘质润,因而脾胃有湿者忌用。

巴戟羊骨汤

【配料】羊骨500克,巴戟25克,生姜15克。

【制法】取鲜羊骨洗净,斩碎,放入开水中氽过,备用;巴戟、生姜洗净。把全部用料放入锅内,加清水适量,武火煮沸后,文火煲2～3小时,调味供用。

【用法】随量饮用。

【功效】补益肝肾,强壮腰膝。适用于肝肾阴虚之腰膝酸软,下肢无力。

巴戟杞子汤

【配料】巴戟15克,枸杞子15克,鸡腰30克,红枣5枚(去核)。

【制法】鸡腰洗净,稍煮飞水,用油加酒爆炒后,同各物炖汤喝。

第4章 生活中如何饮食护肾养生

【用法】佐餐喝汤。

【功效】壮阳补肾。适用于肾阳亏虚之阳痿、遗精、早泄。

牛鞭壮阳汤

【配料】牛鞭1000克,鸡汤500克,葱段60克,姜块30克,蒜瓣12克,花椒油15克,熟猪油75克,酱油12克,湿淀粉50克,精盐、味精、白糖、料酒适量,花椒、糖少许。

【制法】

(1) 将牛鞭洗净,剪开外皮,在开水锅中烫一下,捞出,撕去外皮再洗净,锅中放入2500毫升清水,加葱20克、姜10克、花椒少许。

(2) 把牛鞭放在水中煮烂,捞出一切两半,除去尿道,切成块状。

(3) 锅放油烧热,投入葱40克,姜20克,蒜瓣煸炒出香味,烹入料酒、酱油,加入鸡汤、精盐、白糖、味精,用糖把汤调成浅红色,把牛鞭放入汤中,用小火煨到汤干时,拣出葱、姜,用湿淀粉勾成浓芡,放少量花椒油即成。

【用法】随量饮用。

【功效】壮阳补肾,益精补髓。适用于虚损劳伤、腰膝酸痛、肾虚阳痿、耳鸣目眩、老年瘦弱等症。

牛鞭枸杞汤

【配料】牛鞭1具,枸杞50克,食油、葱、姜、食盐适量。

【制法】将牛鞭洗净切成段,烧红油锅,放入牛鞭翻炒,加开水适量,放入葱、姜、食盐、枸杞炖1小时。

【用法】佐餐用。

【功效】壮阳补肾,益精补髓。适用于虚损劳伤、腰膝酸痛、耳鸣目眩、老年瘦弱等症。

小贴士

目前，中药药典里还没有牛鞭的药材记录，且没有关于牛鞭能壮阳补肾方面的药理实验，单纯的牛鞭壮阳补肾还无确切说法。上述两个中医古代牛鞭壮阳补肾汤有壮阳补肾的作用，可能是红枣、枸杞等配料起的作用，因为这些中药配料本身就有养肾活血的作用。从化学分析上看，牛鞭实际是海绵体，它富含蛋白质等营养物质，这对身体也是有益的。据研究，现含有雄性激素的是鹿鞭和海马。而牛鞭很少有雄性激素，因此说吃牛鞭能壮阳补肾目前还没有理论根据，但可将其与其他壮阳补肾食物同用。

羊肾葱白汤

【配料】羊肾1对，葱白、生姜各10克，冬葵子500克。

【制法】将羊肾去筋膜、切细，加葱白、生姜、水适量煮沸，调入盐、味精，加炒香的冬葵子。

【用法】分多餐服食。

【功效】补肾利水。用于肾气不充之癃闭，面色㿠白，腰膝酸软。

冬虫夏草汤

【配料】雄鸭1只，冬虫夏草5～10枚，食盐、姜、葱各少许。

【制法】雄鸭去毛，除去内脏，洗净放砂锅中，加冬虫夏草、食盐、姜、葱、水适量，移火上以小火煨烂，食用。

【用法】佐餐喝汤。

【功效】补虚助阳。主治阳痿、遗精等症。

第4章 生活中如何饮食护肾养生

> **小贴士**
>
> 冬虫夏草味甘、性温，为麦角菌科植物冬虫夏草菌的子座及寄主蝙蝠蛾昆虫虫草蝙蝠蛾等的幼虫尸体的复合体。冬虫夏草具有养肺阴、补肾阳的功效，为平补阴阳之品，用于肺痨咯血、阳痿遗精等症。病后体虚不复、自汗畏寒等，可以用冬虫夏草同鸭、鸡、猪肉等炖服，有补虚扶弱之效。冬虫夏草具有强身延年、耐缺氧、降血脂、抗菌解毒、镇静安神、调节补肾、平喘祛痰、抗癌的作用，可增强心血管、血液、肝、肾功能，常用于治疗老年虚证、痰饮喘嗽、自汗盗汗、阳痿遗精、腰膝酸痛、病后久虚等症。更为重要的是，人们发现冬虫夏草既对疾病性疲劳起到了预防作用，同时也对非疾病性的疲劳起到了防治的作用。这是因为人的身体在经过运动或劳累之后，肌肉组织内就会堆积大量的乳酸和代谢产物，而冬虫夏草能调节人体内分泌、加速血液的流动，进一步促进体内的新陈代谢活动趋于正常，并迅速清除乳酸和新陈代谢的产物，使各项血清酶指标迅速恢复正常，达到迅速恢复机体功能的效果。因此，冬虫夏草作为养生保健的中药，得到了许多人的欢迎。

虫草雄鸭汤

【配料】冬虫夏草5～10枚，雄鸭1只。

【制法】将雄鸭去毛皮、内脏，洗净，放砂锅或铝锅内，加入冬虫夏草、食盐、姜、葱少许，加水以小火煨炖，熟烂即可。

【用法】待烂熟后食用。

【功效】温补肾阳。主治女性性欲低下，下元虚寒。

虫草胎盘汤

【配料】鲜胎盘 1 个,冬虫夏草 10 克。

【制法】先将鲜胎盘洗净,用冬虫夏草 10 克、鲜胎盘 1 个隔水炖熟吃。

【用法】佐餐食用。

【功效】温补肾阳。用于下元虚寒的女性肾功能低下等症。

> **小贴士**
>
> 中医认为,胎盘味甘、咸,性温,入肺、心、肾经,有补肾益精、益气养血之功。《本草拾遗》言其"主气血羸瘦,妇人劳损,面䵟皮黑,腹内诸病渐瘦悴者"。现代医学研究认为,胎盘含蛋白质、糖、钙、维生素、女性激素、助孕酮、类固醇激素、促性腺激素、促肾上腺皮质激素等,能促进乳腺、子宫、阴道、睾丸的发育,对甲状腺也有促进作用。临床用于治疗子宫发育不全、子宫萎缩、子宫肌炎、机能性无月经、子宫出血、乳汁缺乏症等均有显著疗效,对肺结核、支气管哮喘、贫血等亦有良效,研末口服或灌肠可预防麻疹或减轻症状。对门静脉性肝硬化腹水及血吸虫性晚期肝硬化腹水也有一定的疗效。

玄参麦冬汤

【配料】玄参、麦冬各 90 克,肉桂 1 克。

【制法】上药加水 1000 毫升,煎煮 30 分钟即可取汁。

【用法】分 2 次服用,每日 1 剂。

【功效】滋阴降火。用于肾阴不足,虚火上炎所致的阳强等症。

第4章　生活中如何饮食护肾养生

> **小贴士**
>
> 　　玄参为玄参科植物玄参和北玄参的根，含玄参素、环烯醚萜苷类，还含挥发油、生物碱等。药理实验证明，玄参水浸液、醇浸液和煎剂都有降低血压的作用；玄参还有扩张血管和强心的作用，适宜于心肌缺血、心律不齐，并可双向调节血压、血糖，另还具有抗衰老、利尿、抗菌的作用。中医认为，玄参性寒，味甘、苦，功能滋阴降火，凉血解毒，适用于热病烦渴、发斑、骨蒸劳热、夜寐不宁、自汗盗汗、伤津便秘及咽喉肿痛等症。麦冬具有养阴清热、润肺止咳的功效，适宜于阴虚肺燥导致的干咳、咽喉痛、便秘、肺胃热燥、心烦失眠。

滋阴倒阳汤

【配料】生地、黄柏、知母、龙骨、大黄、枳壳各15克。

【制法】放入药锅中，加水适量。煮25分钟左右即可。

【用法】水煎服，每日1剂。分两次服，每次250毫升。阳虚者忌服。

【功效】滋阴泻火。主治阴虚火旺所致的阳强、精滑、心烦、口干、舌红苔黄或少苔。

甘草倒阳汤

【配料】甘草梢100克，黑豆500克。

【制法】上两味加适量清水，煎成浓汤即成。

【用法】时时饮之。

【功效】补虚软坚。主治男性阳强症。

> **小贴士**
>
> 男性肾功能亢进与饮食有密切关系:一是喜食膏粱厚味,酒肉不断;二是每日与酒为伴,有嗜酒的爱好。这类患者一般同时具有以上两类嗜好。这主要是由于膏粱厚味产生湿热,流注下焦,炽于宗筋,热毒妄动难抑,则玉茎坚举不收。性欲亢进还与内分泌失调有关(脑病变、脑下垂体病变、甲状腺等内分泌腺体病变)。如果患有性欲亢进的患者不妨查一下自己的内分泌系统,搞清病因,对治疗具有至关重要的作用。少数患者由于沉醉于色情小说、淫秽录像、反复接受大量性刺激、贪恋色情,也可导致阳强症。在进行饮食治疗的同时,还在于积极治疗原发病,如垂体瘤、甲状腺功能亢进、精神病。要让患者从思想了解性欲亢进是一种病态,需要治疗。另外,要合理安排日常生活,远离色情刺激,适当夫妻分居,改变其饮食习惯,多参加一些有益的娱乐活动,如垂钓、游泳、下棋等。

杞子鸽子汤

【配料】枸杞子30克,鸽子1只。

【制法】鸽子去毛及内脏后放炖盅内加适量水,放入枸杞子,隔水炖熟。

【用法】佐餐用。吃肉饮汤。

【功效】温阳补肾。主治女性性欲低下,下元虚寒的腰膝酸软。

归参雌鸡汤

【配料】当归20克,太子参30克,小公鸡1只,生姜末、料酒、细盐、香油、葱、味精各适量。

第4章 生活中如何饮食护肾养生

【制法】宰杀小公鸡，去毛、内脏、血，洗净；将当归、太子参放入鸡腹内，置大砂锅中，加入料酒、细盐、生姜末、葱、清水。先用旺火烧沸，后改用小火，炖至肉烂熟即可。起锅时加味精、香油。

【用法】吃肉饮汤，有条件者可经常吃。

【功效】温补肾阳。

> **小贴士**
>
> 归参雌鸡汤适合于肾阳虚衰型女性性欲低下，临床表现为素体禀赋不足，下元寒冷，对房事毫无兴趣，形寒肢冷，神疲体倦，纳少便溏，月经量少，色淡，质稀，有时小腹冷痛，有时感阴部寒冷，面色苍白或萎黄，舌淡，苔薄白，脉沉迟。若无雪鸡（生长于新疆、西藏等地），可以小公鸡代替。

夏草雌鸽汤

【配料】冬虫夏草10克，雌鸽1只，细盐、料酒、生姜末、味精各适量。

【制法】洗净冬虫夏草，用清水浸泡120分钟；宰杀雌鸽，去毛、内脏与血，洗净。将雌鸽、冬虫夏草和已泡药的清水全部放入大瓦罐中，旺火烧沸，然后加料酒、细盐、生姜末，改小火，炖90分钟，起锅时加味精即成。

【用法】饮汤，吃肉与冬虫夏草，有条件者，可以常吃。

【功效】温中益肾，固精壮阳。适合于肾阳虚衰型女性性欲低下者服用，男性勃起功能障碍患者也可，但最好用雄鸽代替雌鸽。

果莲乌鸡汤

【配料】乌鸡1只，莲子肉15克，白果15克，糯米15克，胡椒3克，

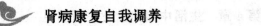

葱、姜、酱酒、盐各适量。

【制法】乌鸡去毛及内脏，洗净，在腹腔内放入白果、莲子、糯米、胡椒缝好，口朝上放砂锅内加水及葱等调料，炖熟即可。

【用法】佐餐食用，吃肉喝汤。

【功效】补肾涩精，活血调经。主治男性遗精、白浊。

09　壮阳补肾滋补汤制作注意事项

壮阳补肾滋补汤是以中医理论为基础，将中药材经过严格的加工，与传统烹饪原料结合而烹制成的可口菜肴，在进餐的同时起到治病养身的作用。壮阳补肾滋补汤取材广泛，用料考究，制作严谨，品种丰富，风味独特。壮阳补肾滋补汤选取入食的药材一般以植物性原料居多，经过前期加工，去除异味后方可使用。在配料时一般因人而异，根据就餐者各人不同的生理状况配以不同的药材，以达到健身强体、治病壮阳补肾的功用。具体来说其应用还具有以下几点。

（1）注重整体，全面调理：壮阳补肾滋补汤选用要注意整体和辨证。所谓"注重整体""辨证施食"，即在运用壮阳补肾滋补汤时，首先要全面分析患者的体质、健康状况、患病性质等多方面情况，判断其肾功能减退的中医基本证型；其次再确定相应的食疗原则，给予适当的壮阳补肾滋补汤治疗。如肾阴不足引起的早泄和肾阳不足引起的早泄就可选用不同的滋补汤。

（2）合理用量，不宜太过：确定一种壮阳补肾滋补汤的用量，首先是以一人食用为准，确定其总量，供一人一次食用，或一日、两日食用，做一日食用的通常是分两次食用，供两日食的以此类推。在总量的范围内，按比例决定各种原料的用量。每种原料的一日用量，食物部分，按个人的食量确定，并参照食物的营养素含量和膳食营养标准；中药部分，参照中药学或国家药典规定。究竟一种壮阳补肾滋补汤用多大的用量,要考虑壮阳补肾滋补汤制作的可操作性。

(3)配方科学,医生指导:壮阳补肾滋补汤的配方需遵循两个原则,即一是中医方剂组成的主次辅佐关系,一是膳食的调配原则。前者在组成壮阳补肾滋补汤配方时,对所使用的原料应有主次辅佐关系。后者,主要是指要使壮阳补肾滋补汤既有中药的特点又要符合膳食的要求,有色、香、味、形、质等方面的美感。二者必须互相协调,有利于增强壮阳补肾滋补汤的食疗效果。壮阳补肾滋补汤配方要分清主次关系,除与配方中各种原料的作用有关外,也和各种原料的用量密切相关。一般来说,居于主要地位的原料其用量应大于其他原料,而一般性食物原料如大米、面粉和某些蔬菜、肉类,由膳食种类如汤饭、糕点、菜肴所决定,它们虽占有较大的分量,一般并不居于主要地位。由于壮阳补肾滋补汤是用药纠正身体偏盛、偏衰的一种形式,所以要在医生的指导下使用。

10 药酒补肾要学会药酒的使用

药酒,是指药物用白酒浸制成的澄清液体制剂。主要是使药物之性借酒的力量遍布到身体的各个部位。具体操作方法:先将药物适当粉碎后,加入白酒用浸渍法、渗漉法或其他适宜方法制备成酒剂,再经静置、澄清、过滤、分装而成。有的在澄清后还要加入冰糖或蜂糖调味。目前药膳餐厅大都采用浸泡法。工业生产上一般采用渗滤法制取,如人参枸杞酒、三蛇酒的制法。服用治疗勃起功能障碍的药酒,首先要搞清勃起功能障碍产生的病因,根据病因选择适合自己证候的药酒,其次对于肝病、肾病引起的勃起功能障碍,一般不主张用药酒治疗,因为酒本身对肝、肾会造成损伤。常用于性保健治疗的药酒有参杞酒、助阳酒、二仙酒、参蚧酒、阳春酒、巴戟天酒、枸杞酒、仙灵脾(淫羊藿)酒、鹿茸酒、蛤蚧酒、杞菊酒、韭子酒、安神酒、二冬二地酒、五味子药酒、海马酒等。以下药酒可供阳痿患者选用。

五加二仙酒

【配料】五加皮60克，仙茅60克，仙灵脾60克，白酒1000毫升。

【制法】将上药切碎，共同装纱布袋内，扎紧口，放入白酒中密封浸泡，隔日摇动1次，经30天即可饮用。

【用法】每日2次，每次温服20～30毫升。

【功效】滋补肾阳，强腰壮骨，益精举坚。适用于男子阳虚，腰膝酸软，肢体发冷，腿软无力，阳痿滑精，男子不育等。

【禁忌】此酒阴虚内热，口干舌红者忌服。

小贴士

五加二仙酒作为一种近期非常受消费者关注和欢迎的养生酒，自有其养生方面的独特功效，那么五加皮到底是种什么样的中药呢？五加皮为双子叶植物药五加科植物五加或无梗五加、刺五加、糙叶五加、轮伞五加等的根皮，具有祛风除湿、强壮筋骨、活血去瘀、利水消肿的功效，可治风寒湿痹、筋骨挛急、跌打损伤、腰膝软弱、阳痿、小儿行迟、水肿、脚气、头疮、痈。五加皮气味芳香，味辛、苦，性温，可以入酒。

枸杞补肾酒

【配料】枸杞子80克，白酒500毫升。

【制法】将枸杞子洗净，泡入白酒内固封7天即成。

【用法】浸泡7天后服用。每次1小杯，每日2次。

第4章 生活中如何饮食护肾养生

【功效】补虚益精。主治肾阳虚之勃起功能障碍、腰膝酸软等症。

海狗糯米酒

【配料】海狗肾1只，糯米、酒曲各适量。

【制法】将海狗肾用酒浸泡后，捣烂，与糯米、酒曲酿酒，出酒后即可饮用。

【用法】每天2次，每次10～15毫升。

【功效】补阳益精，祛寒强骨。主治肾虚体倦，阳痿，滑精，精冷，腰膝寒痛，痿弱。

小贴士

海狗肾为干燥的阴茎和睾丸。阴茎呈圆柱形，先端较细，长28～32厘米，干缩，有不规则的纵沟及凹槽，有一条纵向的筋。外表黄棕色或黄色，杂有褐色斑块。后端有一长圆形、干瘪的囊状物，约4厘米×3厘米，或有黄褐色毛。睾丸2枚，扁长圆形，棕褐色，半透明，各有1条细长的输精管与阴茎末端相连。输精管黄色，半透明，通常绕在阴茎上。附睾皱缩，附在睾丸的一侧，乳黄色。产地多分布于北太平洋沿岸，我国渤海、黄海沿岸。春季捕捉雄兽，割取阴茎和睾丸，置阴凉处风干。具有暖肾壮阳，益精补髓之功。可用于治疗虚损劳伤，阳痿精衰，腰膝痿弱。

黄精补肾酒

【配料】黄精30克，天冬30克，松叶15克，枸杞20克，苍术12克，白酒1000毫升。

【制法】

（1）将黄精、天冬、苍术均切成约0.8厘米的小方块，松叶切成厘米节，同枸杞一起装入酒瓶内。

（2）将白酒注入瓶内，摇匀，静置浸泡10～12天即可饮用。

【用法】每天2次，每次10～30毫升。

【功效】本方用黄精、枸杞、天冬补中气，益精血，滋肺肾；用松叶、苍术祛风湿，强筋骨；苍术、枸杞还能增强视力；松叶又可预防感冒。诸药制酒，共奏补虚、健身、益寿之功。用于体虚食少、乏力、脚软、眩晕等症，有较好疗效。无病少量常服，确有强身益寿之效。

首乌地黄酒

【配料】制首乌20克，生地黄20克，白酒500毫升。

【制法】

（1）首乌洗净闷软，切成约1厘米见方的块，生地黄淘洗后切成薄片，待晾干水汽同下入酒坛中，将白酒缓缓注入坛内，搅匀后封闭浸泡。

（2）每隔3天搅拌一次，10～15天之后即可开坛滤去药渣饮用。

【用法】每天2次，每次10～15毫升。

【功效】制首乌能补肝肾，益精血，配以生地能增补阴之效，能缓酒热之性。用于肝肾不足之眩晕、乏力、消瘦、腰痛、遗精、健忘、须发早白等症确有疗效。本方宜用于神经衰弱，病后体虚之人。无病少量常服，亦可强身益寿。

> **小贴士**
>
> 何首乌是人人皆知的名贵药材。何首乌，别名乌肝石、赤首石、夜交藤等，属蓼科。何首乌有明显的补肝肾、益精血、强筋骨、乌发、

安神、止汗等功效。人们常在春季采摘其嫩茎叶炒食,秋季采其块茎,洗净煮粥,具有极好的保健作用。何首乌一般野生于灌木丛、丘陵、坡地、山脚下阴处或半荫蔽处及石隙中。它适应性强,在温暖潮湿、排水良好、土质结构疏松、腐殖质丰富的砂质土的条件下,生长更佳。京西广布,浅山、低山或荒坡、荒地中居多。何首乌可入药,性微温,味苦、甘,入肝、肾二经。据《本草纲目》载:何首乌能"消瘰疬、消痈肿,疗头面风疮,治五痔,止心痛,益心气,黑须发,悦颜色。久用长筋骨,益精髓,延年不老,亦治妇女产后及带下诸疾。久服令人有子,治腹脏一切宿疾,冷气肠风。"

巴戟二子酒

【配料】巴戟天、菟丝子、覆盆子各15克,米酒500毫升。

【制法】将巴戟天、菟丝子、覆盆子用米酒浸泡,7天后即可服用。

【用法】每天2次,每次10～15毫升。

【功效】补益肾阳,强身健骨。主治肾虚所致的精液异常、滑精、小便频数、腰膝冷痛等症。

小贴士

巴戟天味辛、甘,性微温,具有补肾助阳、强筋健骨、祛风除湿的功效,可用于阳痿、尿频、宫冷不孕、月经不调、少腹冷痛。还可用于肾阳不足兼有腰膝疼痛或软弱无力。如以本品配伍人参、山药、覆盆子等药同用,可治阳痿、不孕;以本品配伍益智仁、桑螵蛸、菟丝子等,治小便不禁;以本品配伍良姜、肉桂、吴茱萸等,治月经不调,少腹冷痛。但有阴虚火旺或有湿热者均不宜服。

狗脊菟丝酒

【配料】狗脊60克,菟丝子60克,米酒1500毫升。

【制法】将以上材料用清水洗干净后风干,然后将其放入酒瓶内,加米酒,密封瓶口。

【用法】浸泡10日左右,即可以饮用。每天2次,每次1小盅。

【功效】补肾益气,强筋健骨。主治腰脊酸痛,肾功能减退等症。

> **小贴士**
>
> 狗脊,别名金毛狗脊、黄狗头、金毛狮子、猴毛头,为蚌壳蕨科植物狗脊的根茎。植物高2.5～3米。叶大,叶柄粗壮,褐色,基部被金黄色长柔毛及黄色狭长披针形鳞片;叶片革质,阔卵状三角形,边缘有浅锯齿,侧脉单一,或在不育裂片上分为二叉。孢子囊群生于裂片侧脉顶端,每裂片有2～12枚,囊群盖两瓣,形如蚌壳。生于山脚沟边及林下荫处,酸性土壤中。秋、冬季采挖,除去泥沙、须根、叶柄及金黄色柔毛,干燥。现多趁鲜或蒸后切厚片。性温,味苦、甘。功能主治:补肝肾,强腰脊,祛风湿。用于腰脊酸软、下肢无力、风湿痹痛、屈伸不利。

杜仲补肾酒

【配料】杜仲100克,白酒1000毫升。

【制法】将已洗净的杜仲切碎,放入酒中浸泡,封盖。

【用法】浸7天后可以开封饮用。每日2次,每次1小盅。

【功效】补肝肾,强腰膝。治疗腰脊酸痛、劳损腰痛。

第4章 生活中如何饮食护肾养生

> **小贴士**
>
> 　　杜仲味甘、微辛,性温,补肝肾,强筋骨。现代中医药学的研究也证明了杜仲有强身壮骨的作用,并认为杜仲是目前世界上最高质量的天然降压药物,杜仲治疗高血压的一个重要特点是在降压的同时,有明显的症状治疗。杜仲还具有安胎、利尿、抗菌的作用。因此可制成多种中成药、汤剂、膏剂治疗疾病。近年来,通过对杜仲化学成分的分析,发现杜仲树皮和叶子中含有丰富的维生素E和胡萝卜素,尚有维生素B_2和微量的维生素B_1,以及铜、铁、钙、磷、硼、锌等13种元素,这些都是人体需要的,说明杜仲的营养丰富,可以制成保健饮品(口服液、保健茶、药酒等)。适当服用能够预防疾病,具有良好的保健作用。

菟丝五味酒

【配料】菟丝子、五味子各30克,黄酒500毫升。

【制法】分别将菟丝子、五味子用温水洗净,滤干,一并放入黄酒瓶中,密封瓶口。每日振摇1次,浸泡7日后便可饮用。

【用法】每次饮用20毫升,每日3次。

【功效】补益肝肾,养心安神。主治肝肾虚之男性更年期综合征。

> **小贴士**
>
> 　　五味子,因其果实有甘、酸、辛、苦、咸五种滋味而得名,有南北之分。李时珍谓"五味今有南北之分,南产者色红,北产者色黑,入滋补药必用北产者乃良"。北五味子别名山花椒,为木兰科多年生缠绕性藤本,性耐寒,喜凉爽阴湿、土壤为腐殖质的环境。长白

山区年平均气温2～6℃，年降水量700～900毫升，土壤湿润肥沃，排水良好，为北五味子的生长提供了良好的自然环境，因此北五味子是长白山区的著名特产。

人参鹿茸酒

【配料】人参30克，鹿茸10克，上等白酒1500毫升，冰糖50克。

【制法】将人参、鹿茸、冰糖放入白酒瓶中，加盖密封，60天后服用。

【用法】每晚睡前饮20～30毫升，每天1次。

【功效】温补下元，生精补血，壮阳补肾健骨，本药酒最适合于肾阳虚衰型女性性欲低下的患者服用。

小贴士

人参的产地不同，功效也不同。"吉林参"与"高丽参"性偏温，适用于年高体虚、阳气不足的老年人。吉林白参、白参须性质平和，宜于气虚乏力、声短懒言、动则汗出的患者。选用隔水炖服的方法，用小火蒸炖1小时左右，稍冷服用。"野山参"指未经人工栽培的野生人参，这种人参生长年限比较长，补益作用较强，可广泛适用于神疲乏力、少气懒言、食欲不振、失眠健忘等一切虚证。另外在服用人参的同时，不应吃萝卜、绿豆、螃蟹，也不宜饮茶。如发生感冒发热等疾病，应暂停用药。还应当注意保护脾胃，若服用不当会产生腹满纳呆等副作用，影响疗效。

鹿茸山药酒

【配料】鹿茸15克，山药60克，白酒1000毫升。

第4章 生活中如何饮食护肾养生

【制法】将鹿茸、山药与白酒共置入容器中,密封浸泡7天以上便可服用。

【用法】每日3次,每次服15～20毫升。

【功效】壮阳补肾。适用于性欲减退、阳痿、遗精、早泄,以及肾阳虚弱的遗尿、久泻、再生障碍性贫血及其他贫血症。

> **小贴士**
>
> 鹿茸味甘、咸,性温,为动物梅花鹿的尚未骨化的幼角,具有壮元阳、益精髓、补气血、强筋骨的功效。凡属肾阳虚所致疲乏无力、精神萎靡、肢凉怕冷、阳痿滑精、小便失禁、大便溏稀、腰背酸痛、心悸头晕、耳聋眼花、妇女宫冷不孕、小儿发育迟缓等均可用鹿茸治疗。它适于治疗精亏兼阳虚引起的一切病症,老年人、中青年及兼阴虚内热(常见咽干、五心烦热等症)者忌用。鹿茸可单独应用(如研成细粉冲服或制成鹿茸精等补剂服用),也可在其他方剂中配伍同服。现代医学研究也证明,鹿茸内含有多种氨基酸、三磷腺苷、胆甾醇、雌酮、脂溶性维生素、卵磷脂、脑磷脂等。这些物质除能促进人体的生长发育、壮阳外,还能增强人体的补肾功能,因此鹿茸作为一种中药补剂深受患者欢迎。

蛤蚧羊藿酒

【配料】蛤蚧15克,人参15克,淫羊藿30克,枸杞子30克,益智仁20克,上等白酒1500毫升。

【制法】将以上药及白酒置于瓶中,加盖密封,60天可以服用。

【用法】每晚睡前饮20～50毫升。量小者喝少些,1次量不超过100毫升。

【功效】温补肾阳，益精补血。本药适合于肾阳虚衰型女性性欲低下患者服食。

> **小贴士**
>
> 蛤蚧是一种很有精力的动物，它们交尾期可以长达数日，由此可推测蛤的强盛精力。蛤是雄性，蚧是雌性，中药店成对出售，名蛤蚧。蛤蚧又称仙蟾，味咸，性平，归肺、肾经。功能补肺肾气，助肾阳，益精血。主治虚劳喘嗽，阳痿滑精，虚羸枯槁，筋骨痿软。蛤蚧与鹿茸皆可补肾阳，益精血，而助阳之力逊于鹿茸，但蛤蚧补肺气、定喘嗽之功，又为鹿茸所不具。

枸杞菊花酒

【配料】白菊花60克，枸杞子60克，黄酒1000毫升。

【制法】将上述二药加入绍兴黄酒，密封浸泡10～20天，去渣过滤，加蜂蜜适量即得。

【用法】每日早、晚各服一小杯。

【功效】清肝明目止眩。用于治疗久患头风头痛、眩晕等。

枸杞常春酒

【配料】枸杞子200克，常春果200克，白酒1500毫升。

【制法】将常春果和枸杞子捣碎，用干净纱布袋包好，扎紧袋口，放入酒器内，倒入白酒，加盖密封浸泡10天左右，即可饮用。

【用法】每日3次，每次15～20毫升。

【功效】乌须发，悦颜色，强腰膝。用于治疗身体瘦弱，腹中冷痛，妇女痛经、闭经。久服健身。

第4章 生活中如何饮食护肾养生

【说明】常春果,为五加科植物常春藤的果实,又名"常春藤子",味甘,性温而无毒。《本草拾遗》中说此药"主风血羸老,腹内诸冷闭,强腰脚,变白"。枸杞滋补肝肾,强腰明目,二者一同泡酒饮服,可以滋肝补肾,温中祛寒,活血通络,既扶正又祛邪。但有虚热者不宜服。

首乌地黄酒

【配料】制首乌15克,生地黄15克,白酒500毫升。

【制法】

(1) 首乌洗净闷软,切成约1厘米见方的块,生地黄淘洗后切成薄片,待晾干水汽同下入酒坛中,将白酒缓缓注入坛内,搅匀后封闭浸泡。

(2) 每隔3天搅拌1次,10～15天之后即可开坛滤去药渣饮用。

【用法】每天2次,每次10～15毫升。

【功效】制首乌能补肝肾,益精血,配以生地能增补阴之效、能缓酒热之性。宜于春季大多数人饮用。

苁蓉壮阳补肾酒

【配料】肉苁蓉100克,米酒500毫升。

【制法】将肉苁蓉用清水洗干净后风干,放入瓶内,注入米酒500毫升,泡7天后即可饮用。

【用法】每次1小杯,每日2次。

【功效】壮阳补肾,温经活血。主治肾阳虚引起的勃起功能障碍不举、腰膝酸软等症。

小贴士

我们的祖先很早就知道新疆肉苁蓉的非凡的药用价值,《神农本草经》将其列为上品,称其主治"五劳七伤,补中,除体中寒热痛,养五脏,益精气,久服轻身,强身,强阴,强肾,壮阳补肾,为滋补药"。由于肉苁蓉乃平补之物，温而不热、补而不峻、暖而不燥、滑而不泄，故有从容之名，可用于阳痿、不孕、腰膝冷痛或筋骨无力。还可用于肠燥津枯之大便秘结，可配伍火麻仁、沉香同用。治阳痿以本品配伍熟地、菟丝子、五味子等；治精血亏虚的不孕以本品配伍鹿角胶、当归、熟地、紫河车；治腰膝冷痛、筋骨无力配伍巴戟天、草薢、杜仲等。但有阴虚火旺及大便泄泻、实热便秘者忌用。

狗肾壮阳补肾酒

【配料】狗肾1对，黄酒适量。

【制法】狗肾1对，切碎，焙熟后碾成细末。

【用法】每晚3克，黄酒送服。每日2次。

【功效】补肾壮阳，固精强肾。主治早泄、遗精、阳痿、腰膝酸软等症。

小贴士

狗肾又名牡狗阴茎、狗精、狗阴、狗鞭、土狗肾、广狗肾、狗肾。药用部位为阴茎和睾丸。药材性状：阴茎直棒状，长约12厘米，直径约为2厘米，一端稍尖，表面较光滑，具一条纵沟，另一端有输精管连接睾丸。睾丸椭圆形，长3～4厘米，直径约2厘米。全体淡棕色，外表光滑。阴茎部分质坚硬，不易折断，有腥臭气。功能壮阳补肾补精。用于治疗男子阳痿，女子带下。阴虚火旺及阳事易举者禁服。

仙灵壮阳补肾酒

【配料】仙灵脾60克，白酒500毫升。

第4章 生活中如何饮食护肾养生

【制法】将仙灵脾放入纱布袋内,浸泡在白酒中,密封3日后即可饮用。

【用法】浸泡7天后服用。每次1小杯,每日2次。

【功效】补肾强骨,益精,强身健体。主治肾阳虚引起的勃起功能障碍、腰膝酸软等症。

蚂蚁壮阳补肾酒

【配料】蚂蚁干品20克,白酒500毫升。

【制法】将夏季晒干的蚂蚁浸入白酒中,1个月后滤去蚂蚁饮用。

【用法】立冬后每天饮用20毫升。

【功效】补肾益气,壮力美容,抗衰老。适用于肾气不固引起的性冷淡、阳痿、早泄、病后脱发、再生障碍性贫血。

小贴士

蚂蚁具有解毒、排毒、调节肠胃的功能,蚂蚁酒对便秘、腹泻等肠胃功能障碍有双向调节作用;对贫血、低血压、头晕、内分泌紊乱有较大的改善;对肾阴虚如腰酸腿软、眠不熟、健忘、口干、性冷淡等也会有不同程度的改善;对肾阳虚引起的如阳痿、早泄、腰酸、肾炎等也有效。经过挑选的黑蚂蚁是一种安全、高效的阴阳双补、气血双补的温和滋补良药。科学界推崇其为微量元素中的"抗癌之王",内含有大量的硒原子等微量元素。

---

11 药酒补肾滋补疗法特别提醒

服用药酒不宜过量,因药物过量必会有毒性。药酒的用法一般应根据病情的需要、体质的强弱、年龄的差异、酒量的大小等实际情况出发,宜适度。一般每次喝15～20毫升,酒量小的患者可将药酒按1∶1～10

的比例与加糖的冷开水混合，再按量服用。

药酒中虽也含有酒精，但服用量少对人体不会产生有害影响。但有些患者，如慢性肝肾疾病、较重的高血压、气管炎、肺心病、胃病、十二指肠溃疡及皮肤病的患者，要在医生的指导下使用，妊娠及哺乳期女性不宜用药酒，小儿也不应服药酒，年老体弱者用量应适当减少。

有一点应注意，选用药酒要对症，不能拿药酒当一般酒饮。有人以为补酒无碍，多喝一点没关系，这种认识是错误的，喝药酒过量不但能醉人，而且会引起不良反应，所以不可以滥用。药酒在医疗上不同于一般的酒，有规定的疗程，病症祛除后，不应再服用。

药酒不宜佐餐或空腹饮用，服药酒应在每天早、晚分次服用。如佐餐饮用则影响药物的迅速吸收，影响药物疗效的发挥。空腹饮酒则更能伤人，空腹饮药酒30分钟，药酒中的酒精对机体的毒性反应可达到高峰。

药酒不宜冷饮，失眠患者饮药酒时应该加热到20℃以上温饮。这样不但减少胃肠刺激，而且药酒中醛类的沸点只有20℃左右，把酒烫温，醛类就挥发掉了，减少了对人体的危害。药酒不宜混合饮用，两种以上的药酒混合饮用，由于药物的治疗作用不同，在体内产生不同的反应，会引起头痛、恶心等药物毒性反应，甚至可致药物中毒。

服用某些西药时饮用药酒需慎重。饮酒并服用巴比妥类中枢神经抑制药会引起中枢抑制。精神安定剂（氯丙嗪、异丙嗪、奋乃静、安定、利眠宁）和抗过敏药物（扑尔敏、苯海拉明等）如与酒同用，对中枢神经亦有协同抑制作用，轻则使人昏睡；重则使人血压降低，产生昏迷。

中医辨证属湿热、阳盛体质者，要慎用药酒，特别是壮阳补肾之类的药酒更应慎用。饮用药酒后不宜立即针灸，不宜立即行房事。不习惯饮酒的人，在服用药酒时，要先从小剂量开始，逐步增加到需要服用的量。有些老年人喜用药酒代酒饮，实属错误，因为药酒是针对不同疾病或体质应用的，如药、症不合反而会引起副作用。如平时阴虚内热的人服用鹿茸酒会"火上加油"，使病症加剧。

12　能改善肾虚症状的美味菜肴

菜肴疗法是指应用具有药性的食物及药物经过烹调成菜肴，以防治疾病的一种食疗方法。第一步，净选，选取药材和食物中可供药用、食用部分，对其进行淘洗、浸漂、整理等工序；第二步，软化和切制。将整理好的原料，根据情况可选用清水、酒、米泔水、药汁、奶汁等浸润，使其软化，再根据烹调需要，切成一定的规格；第三步，烹调，菜肴的烹调方法常用的有炖、焖、煨、蒸、煮、熬、炒、卤、炸、烧等，菜肴疗法一般以炖、焖、蒸、煨为主要方法。以上加工方法可使药物在较长时间的受热过程中，最大限度地使食物和药物释放出有效成分，增加功效。菜肴疗法要求制作而成的菜肴具有一定的色、香、味、形，能增进患者食欲，易于被患者接受，从而有益于身体的康复。

葱爆羊肉

【配料】羊腿肉250克，蒜末1茶匙，葱末1饭碗，姜丝半茶匙。

【制法】将羊肉洗净切片，调入米酒、酱油、生粉，腌约20分钟。锅内热油炒香姜丝和蒜末，倒入羊肉爆炒，快熟时加葱稍爆即成。

【用法】佐餐食用。

【功效】补肾益精。适用于肾虚体虚之腰膝酸软、头晕耳鸣。

椒姜牛肉

【配料】黄芪、淮山、枸杞子、肉苁蓉、巴戟各19克，牛肉150克，胡椒20克，生姜75克。

【制法】将牛肉剁成肉饼，以胡椒、生姜煎汤作米水。注意米水的量度，不要将胡椒和姜煎水过多，饭煮至差不多时，放入剁好的牛肉饼，待饭煮好即可。

【用法】随量食用。

【功效】补元阳，补脾肾。主治肾阳虚之阴茎不能勃起，或勃起不坚，或早泄，或老人夜尿多等症。

淮山乳鸽

【配料】乳鸽1只，淮山100克。

【制法】乳鸽剖好洗净，去除内脏，淮山药洗净与乳鸽同放入炖盅内。隔水炖1小时，熟后加入盐等调料即成。

【用法】佐餐食用。

【功效】健脾补肾。适用于脾肾两虚之纳差腹胀，身体虚弱。

红烧鹿肉菜

【配料】鹿肉500克，玉兰片25克，香菜10克，绍兴酒15克，鸡汤适量，白糖15克，酱油、味精、食盐、花椒水、生姜、葱白、水豆粉、油菜等各适量。

【制法】将鹿肉洗净切块，玉兰片水发后切成片，调料备齐待用。将铁锅烧热，放入菜油，用葱、姜炝锅，下酱油、花椒水、精盐、料酒、白糖、味精、鸡汤，再下鹿肉，放文火上煨炖，至肉快熟时，移到武火上烧开，勾芡粉，淋上芝麻油，撒上油菜段即成。

【用法】佐餐服食。

【功效】补肾益精，兴阳助性。主治性欲减退，勃起功能障碍，早泄，精液稀薄量少，不育。

第4章 生活中如何饮食护肾养生

泥鳅煮韭子

【配料】泥鳅 250 克，韭菜籽 50 克，盐、味精各适量。

【制法】泥鳅放清水中养 2 天，杀死去脏，洗净。韭菜籽用纱布包好。将泥鳅、韭菜籽药袋同放锅内，加盐及水适量，小火炖至泥鳅熟透。去韭子药袋，加盐、味精调味。

【用法】佐餐食用。

【功效】补肾益精。适用于肾阳不足之阳痿、精冷、腰膝酸软等症。

鹿茸炖甲鱼

【配料】甲鱼 250 克，鹿茸片 1 克，香菜、葱段、姜片、花椒、料酒、味精、酱油、白糖、猪油、鸡汤及湿淀粉等适量。

【制法】

（1）甲鱼杀死后，洗净，用酱油浸泡入味。炒锅置火上，放入油，油烧热后，将甲鱼炸成金黄色。锅内留油，放入葱、姜、花椒制成调味油。

（2）把甲鱼置碗内，加入调味油、料酒、酱油、味精、鸡汤、白糖、鹿茸片，然后将碗上屉蒸熟，将原汤滗出，再和少许原汤烧开，用湿淀粉勾芡，撒上香菜，装盘。

【用法】佐餐食用。

【功效】温补肾阳，滋阴益气。适用于肾阳虚之阳痿、遗精。

山药茯苓包

【配料】山药粉、茯苓粉各 100 克，面粉 200 克，白糖 300 克，猪油、青丝、红丝少许。

【制法】将山药粉、茯苓粉放入碗内，加水浸泡成糊，蒸半小时，调入面粉、白糖、猪油、青丝、红丝成馅；取发酵调碱后的软面，裹馅成包子，蒸熟即可。

【用法】随意服食。

【功效】补脾益气,涩精止遗。适用于遗精,腰痛腿软,神疲乏力等症。

山药止遗粉

【配料】山药500克,面粉150克。

【制法】将山药洗净,去皮蒸熟,放小搪瓷盆中加入面粉,揉成面团,再放在盘中按成饼状,上置核桃仁、什锦果脯适量。移蒸锅上蒸20分钟,出锅后在圆饼上浇一层蜜糖即成。

【用法】作为点心食用。

【功效】补肾固精。适用于早泄、遗精。

黄精牛骨膏

【配料】黄精膏150克,地黄膏100克,天门冬膏30克,牛骨髓油60克。

【制法】将三种膏与牛骨髓油合拌,搅冷定成膏。

【用法】每日晨起用温黄酒调15克食之。

【功效】补精髓,壮筋骨,和气血。适用于精血亏损、肾气不足之早泄、遗精、失眠健忘及周身酸痛、午后潮热等症。

金樱蜂蜜膏

【配料】金樱子100克,蜂蜜200克。

【制法】先将金樱子洗净,加水煮熬,2小时出汤后,再加水煮,如此4次,榨汁。将4次汤合,断续煮熬蒸发,由稀转浓,加入蜂蜜搅拌均匀,冷却后,去上沫即可。

【用法】每次食10～15克,每日2次,白开水调服。

【功效】补肾涩精。适用于肾虚引起的早泄、滑精、神疲乏力等症。

韭菜炒鲜虾

【配料】韭菜 150 克,鲜虾 250 克。

【制法】韭菜洗净切段;鲜虾去壳,加佐料炒熟。

【用法】与白酒同服,每日 1 次,佐餐服用。

【功效】壮阳补肾。适用于肾阳虚衰之阳痿、遗精、尿频、腰脚酸弱无力、盗汗。

麻雀瘦肉饼

【配料】麻雀 10 只,瘦猪肉 120 克。

【制法】将麻雀去头、脚、毛及内脏。把猪肉洗净剁至半碎时,加入雀肉同剁成泥。用酱油、白糖、料酒、葱各适量拌成肉馅,面粉和成饼皮,包馅成饼,刷油,放入烤锅,烙至两面金黄色熟透即成。

【用法】本品可随意服食。

【功效】壮阳补肾。主治脾肾虚寒之男性阳痿。

13 补肾固精的药茶有哪些

药茶是中医的传统治疗方法之一,有着悠久的历史。有的药茶是由茶或药物组成,经加工制成,是可供饮用的具有治疗作用的特殊饮料,它们既可供人们工作之余、饭后饮用解渴,又可以防治疾病,缓衰抗老。有的药茶是以"茶"的形式出现,与平时所说的茶饮不完全相同,可以说只是饮用形式相同。但不管药茶是以何种形式出现,从疗效上看,药茶的有效成分溶出量大,药液质量好,具有携带方便、冲泡饮用易于接受、便于长期饮用等优点。正由于药茶具有方便、有效、天然、节约的优点,而且既有针对性,又有灵活性,所以也就决定了药茶在临床运用上的广泛性。在我国的古代医籍里,有关药茶治病的方法随处可见。药茶一般作用持久而缓和,并无呆滞中焦脾胃之弊,还可以减少服药的精神负担,是一种既有汤剂之优点、又十分方便的剂型,有利于患者的调养和治疗。尤其是那种素有饮茶嗜好的患者,更容易接受。如果坚持饮用,辅以饮食疗法,可以达到治疗疾病、控制症状的效果。

首乌泽泻茶

【配料】绿茶、何首乌、泽泻、丹参各5克。

【制法】将上述几味加水共煎,去渣饮用。

【用法】每日1剂,代茶饮用。

【功效】有美容,降脂,减肥的功效。

枸杞饴糖茶

【配料】枸杞茎叶鲜品60克(干品30克)。

【制法】上药洗净、切碎,置保温瓶中,加饴糖或冰糖适量。

【用法】用沸水冲泡,盖焖15分钟,代茶频饮。

【功效】补虚益精,清热明目。适用于病后体虚,头昏目花,时有低热;或因病后房事过频,头晕,骨节烦热,早泄或梦遗等症。

枸杞菊花茶

【配料】枸杞10克,菊花6朵,水600毫升。

【制法】枸杞入锅中,加水600毫升煎煮,水滚后转小火煮20分钟,加入菊花再煮5分钟。

【用法】当茶饮,枸杞可食。每日1剂,早、中、晚温服。

【功效】滋补肝肾,清肝明目。适用于眼睛昏花、夜盲症。

【禁忌】一般体质皆可饮用,外感风寒者不宜,易腹泻者宜减量使用。

第4章 生活中如何饮食护肾养生

红枣姜糖茶

【配料】红枣30个，干姜3片，红糖适量。

【制法】加适量水放入红枣、干姜，用文火熬汤，再加入红糖。

【用法】代茶饮用，每日1剂。

【功效】适用于尿频、尿急等。

【出处】《中医药膳》。

香菇红枣茶

【配料】香菇、红枣、冰糖各40克。

【制法】香菇、红枣同煮熬汤，汤好后加冰糖。

【用法】代茶饮用，每日1剂。

【功效】缩尿固精。

【出处】民间验方。

小贴士

香菇又称真菌、冬菇。由于它味道鲜美，香气沁人，营养丰富，不但位列草菇、平菇之上，而且素有"植物皇后"之誉，为"山珍"之一。香菇具有高蛋白、低脂肪、多糖、多种氨基酸和多种维生素的营养特点。由于香菇中富含谷氨酸及一般食品中罕见的伞菌氨酸、口蘑酸及鹅氨酸等，故味道特别鲜美。香菇中有一种一般蔬菜缺乏的麦淄醇，它可转化为维生素D，促进体内钙的吸收，并可增强人体抵抗疾病的能力，还能起到降低胆固醇、降血压的作用。多吃香菇对于预防感冒等疾病有一定帮助。正常人多吃香菇能起到防癌作用，癌症患者多吃香菇能抑制肿瘤细胞的生长。腹壁脂肪较厚的患者多吃香菇，有一定的减肥效果。

14 富含维生素 E 的食物益于肾虚患者食用

早在 20 世纪 60 年代,科学家就发现了一种奇特的现象:人体正常的细胞放在体外培养一般分裂 60～70 代,就会出现衰老甚至死亡;如果在培养液中加入维生素 E,细胞分裂的次数便会增加 1 倍左右,即到 120～140 代才衰老。也就是说,这种营养要素使人体细胞的寿命翻了一番,因此认为维生素 E 具有抗衰老、延年益寿的作用。后来科学家认识到维生素 E 能够防止细胞老化,保护人体新陈代谢正常进行的一个重要原因是它本身是一种非常强的抗氧化剂,可阻止有毒自由基对机体的伤害。

医学研究表明,按一定剂量补充维生素 E 的人群肾虚疾病发病风险和死亡风险要大大降低。对 29000 名男性进行了有关 α- 生育酚(维生素 E 的一种)的研究,发现补充维生素 E 的男性发生和死于中医肾虚证的可能性分别比未补充的人群要低 32% 和 41%。

维生素 E 广泛地分布于动植物组织中,饮食中维生素 E 的主要来源是植物油,如麦胚油、玉米油、葵花籽油、花生油、豆油,橄榄油中含量不多。其他如深绿色蔬菜、核果、豆类、全谷类、肉、奶油、蛋中均含有较丰富的维生素 E。富含维生素 E 的食物见表 1。

表 1 富含维生素 E 的食物表

单位:毫克/百克

食物名称	维生素 E	食物名称	维生素 E
麦胚油	149.4	麦芽	12.5
核桃油	56	绿叶菜	1～10
葵花籽油	44.9	蜂蜜	1.9
棉籽油	35.3	花粉	100
米糠油	20	花生油	22
大豆油	11	猪肉	0.63
植物油	9.9	花生	4.6

15 富含硒的食物益于肾虚患者食用

硒能促进人体抗体合成，增强免疫力。硒现在还被公认为"抗癌之王""生命火种"。之所以如此，是因为硒是一种抗氧化剂，可防止肾虚遭受氧化自由基破坏而引发癌变。硒是重金属的解毒剂，能与铅、镉、汞等重金属结合，使这些有毒的重金属不被肠道吸收而排出体外；能有选择性地抑制癌细胞的生成，而不损害正常细胞。更重要的是硒有延缓衰老的作用，硒能与机体内许多酶相结合，防止自由基形成，从而保护生物膜的稳定，使其不受氧化损害。研究表明，人体精子的形成对硒有特异性的需要。因此，有人还把硒称作生精元素。可见硒确实是一种重要的微量元素，但营养学家说它对人体有两重性。适量的硒对于人是有益的，必不可少的，过量则是有害的。

富含硒的食物主要有芝麻和小麦胚芽，再就是啤酒酵母，蛋类含量也不少，其他如动物的肝和肾及海产品中的小虾、大红虾、龙虾、沙丁鱼和金枪鱼等含量也比较可观，大蒜、蘑菇、芦笋等含硒也较丰富。植物性食物的硒含量决定于当地水土中的硒含量，例如，我国高硒地区所产粮食的硒含量高达每千克4～8毫克,而低硒地区的粮食是每千克0.006毫克，二者相差1000倍。富含硒的食物见表2。

表2 主要含硒的食物表

单位：微克／千克

食物名称	含硒	食物名称	含硒
谷类	180～2600	肉类	660
豆荚类	310～2500	蛋类	960
鱼类	600～1800	海产品	平均570

16 富含锌的食物利于肾虚患者食用

精液中有一种以锌为主要成分的含锌蛋白，是精液中的抗菌成分，有人报道精液中锌的含量高于其他组织近10倍。含锌蛋白能影响白细胞的吞噬功能，具有与青霉素相似的抗菌作用，人们把这一抗菌成分称之为精液抗菌因子。并且发现患有炎症时，锌的含量明显降低并难以提高。在临床实践中，人们发现非细菌性肾炎与细菌性肾炎的精液中锌的含量明显低于正常精液中锌的含量，并且以细菌性肾炎降低为甚，经过治疗后的患者，随着肾炎症状的改善和治愈，锌含量也逐渐恢复正常，说明锌和慢性肾炎的发病及转归有明显的相关性。在饮食上应吃一些含锌量较高的食品。

锌在自然界广泛存在，但主要存在于海味及肉类食物中，这是因为一般含蛋白质较高的食物其含锌量都较高，如肉类、猪肝等，在海产品中含量更高，如牡蛎、海蟹等，在田螺、黄鳝中含量也不低。植物性食物不但含锌量较低，且吸收率也差，并可受到加工的影响，如粮食类加工越精细锌的含量就越低。人的初乳锌含量较高，以后逐渐减少。因缺锌而需用药治疗者，常用锌盐（硫酸锌、醋酸锌）口服，其剂量与用法应在医生指导下进行。服过量的锌可产生急性中毒。富含锌的食物见表3。

表3　主要含锌的食物表

单位：毫克/百克

食物名称	含锌	食物名称	含锌
牡蛎	9.39	鸡肝	3.46
蟹类	3.3～5.5	鸡肉	1.28
鲜贝类	2.1～11.6	猪肝	5.78
鳟鱼	4.3	猪肉（肥瘦）	0.8～2.3
泥鳅	2.76	猪肉（瘦）	2.99
鳝鱼	1.9	牛肉（瘦）	3.71
盐水鸭	6.91	牛肉干	7.26
鸭肝	3.5	羊肝	3.45
鸡蛋黄	3.79	羊肉（瘦）	3.22

第4章 生活中如何饮食护肾养生

小贴士

目前,检查锌含量的方法主要有两种,一种是取患者少量静脉血做化验,从而反映出全身的锌含量情况;另一种是取患者的肾液做锌含量测定,能直接测出肾内锌的含量。当然,这两种方法均须在具有一定设备条件的医院进行。

第 5 章　生活中如何运动、按摩护肾养生

01　能够改善肾虚症状的运动项目

俗话说，是药三分毒。肾虚的人最好从加强体质入手，而不是迷信所谓的灵丹妙药。纠正肾虚的运动，主要包括以下几种。

太极拳

太极拳行功走架，所有招式动作，无不在画弧走圆中完成，这种螺旋运动能使全身各部分肌群和肌纤维都参加活动，通过反复地缠绕绞转，肌肉可被拉长到一般运动所不及的长度，使肌肉匀称丰满，柔软而富有弹性，并增强收缩的能力。由于肌肉的收缩，对骨骼的牵引作用以及新陈代谢的加强，骨的血液供应得到改善，太极拳特别注重腰部活动，锻炼后可增强肾功能。

太极拳除全身放松，再以意导气经会阴穴至尾闾穴，沿督脉上冲至会穴，内气循环不息地刺激副交感神经，并从丹田经会阴至尾闾，不断地按摩前列腺，增强机体正气，提高前列腺抗病能力和自我修复能力，具有扶正祛邪、化瘀通阻的治疗功效。

跑　步

长跑是一项最经济、最有效的有氧减肥运动，它无须正规的场地、无须昂贵的器材，您只要拥有一双运动鞋就可以了。长跑的好处是众所

第 5 章　生活中如何运动、按摩护肾养生

周知的。因为不需要任何运动设施，又不需要特殊技术指导，所以参加慢跑的人越来越多。慢跑可以减肥，能增强心肺功能，降低血脂，促进血液循环，扩张血管，降低血压，减少高血压病合并心、脑、肾病变的发病率。

1．跑步的原则

（1）凡是参加健身跑步的人，都应注意坚持和循序渐进，特别要注意控制运动量。此外，必须学会"自我控制"，这点尤为重要。因为有时跑步的愿望会突然消失，这就需要将"不能跑"还是"不想跑"加以区分。当然，如果有病时绝对不要跑步，而在其他情况下则应克服惰性，坚持锻炼。跑步不要幻想在短期内取得理想结果，只有经常锻炼才会提高锻炼水平。如果一周只跑一次，跑的距离再长也没有多少益处。因为在中断跑步的 6 天里，身体组织已将跑步带来的好处消耗得一干二净。因此，一周内跑步不得少于三次。

（2）在锻炼初期，跑步的速度以没有不舒服的感觉为限度，跑完的距离以没有吃力的感觉为宜。跑步后可能出现下肢肌肉疼痛，这是正常反应，坚持锻炼几天后这种现象就会消失。平常不运动的老年人跑步应从低强度、低冲击的运动开始。为确定自己锻炼水平的等级，参加跑步锻炼 3 至 4 个月后可进行一些测验，测验时以 12 分钟跑完的距离为计算等级的起点。30～39 岁年龄组的人，12 分钟跑完的距离达不到 1.5～1.8 千米，说明锻炼水平较差；如能达到 1.8～2.6 千米，说明锻炼水平为良好；如能超过 2.6 千米，即达到优秀锻炼水平。40～47 岁年龄组的人，锻炼水平较差者每 12 分钟跑完的距离为 1.6 千米以内；良好者为 1.7～2.4 千米；优秀者为 2.5 千米以上。50 岁以上的人，较差、良好和优秀者每 12 分钟跑完的距离则分别为 1.5 千米以内、1.6～2.4 千米和 2.5 千米以上。一般来说，跑步 5 分钟后脉搏跳动不应超过 120 次 / 分，跑步 10 分钟后脉搏

跳动不应超过100次/分。如果脉率过速，必须减少运动量。

2．跑步的强度

跑步运动应有一定的限度，这是因为人体生命活动是一个矛盾的过程，运动可以促进体内血液循环，改善多种组织器官的功能，增强抗病能力，加速代谢物的排泄，增强一些抗动脉硬化的物质，使抗衰老的物质数量明显增加。

运动还会使体内氧消耗量急剧增加，产生大量活性氧，这是促进人体衰老的主要物质，科学家经过对运动员长期跟踪观察后，发现剧烈的、长期的大运动量，只会导致组织器官的损伤，加速衰老。因此，中老年跑步运动必须是适度的。

跑步因人而异。对老年人而言，以安全有效的运动来增进身体功能并提高活动能力，是老年人锻炼的主要目的。美国运动医学会对健康成年人维持或增强体能的建议如下：运动频率每周3～5次；运动时间每次持续15分钟以上、60分钟以内，可依强度及体能状况来调整；运动强度应为最大心率的55%～90%（最大心率＝220－年龄）。

老年人必须特别强调热身运动与缓和运动，肌力训练可依个人喜爱安排在有氧运动之前或之后。每次跑步运动前应先做静态式的伸展操，以改善柔软度及关节活动范围，降低运动伤害的概率。

3．跑步的适应范围

（1）健康的中年人或老年人，为预防冠心病、高血压、高脂血症，或为了控制体重的人。

（2）高脂血症患者、可疑冠心病患者、冠心病者症状控制后、早期轻度高血压患者，可谨慎应用健身跑作为治疗手段。

（3）一般慢性病者，体力中等或较弱，为了增强体质、提高心肺功能，可进行健身长跑。

第5章　生活中如何运动、按摩护肾养生

4．跑步的注意事项

（1）遇有感冒、发热、腹泻或妇女月经期间均暂停跑步。在疾病的急性期，不宜跑步。

（2）长跑时呼吸应力求有节奏，一般两步一吸、两步一呼；或三步一吸，三步一呼，呼吸要自然，口鼻兼用。跑步最好早晨进行，先做准备活动，然后跑步。

（3）慢性病在症状明显、功能代偿较差时，不宜跑步，尤其是肝病（肝硬化）、病变不稳定的肺结核、影响下肢活动功能的各种关节炎、未经控制的代谢疾患（如糖尿病、甲状腺功能亢进、黏液性水肿）、较严重的贫血、有出血倾向的患者等。

（4）慢性病患者练长跑时要做好自我身体检查，注意脉搏反应及症状的变化，定时到医院复查。

步　行

世界卫生组织（WHO）提出：最好的运动是步行。这是因为人是直立行走的，人类的生理与解剖结构最适合步行。科学最新研究表明，适当有效的步行可以明显降低血脂，预防动脉粥样硬化，防止冠心病。步行对于高血脂来说，不仅强身健体，更可以治疗疾病。步行是健身抗衰老的法宝，步行是唯一能坚持一生的有效锻炼方法，是一种最安全、最柔和的锻炼方式。步行锻炼有利于精神放松，减少焦虑和压抑的情绪，提高身体免疫力。步行锻炼能使人体心血管系统保持最大的功能，比久坐少动者肺活量大，有益于预防或减轻肥胖。步行可促进新陈代谢，增加食欲，有利睡眠。步行锻炼还有利于防治关节炎。《五言真经》有云："竹从叶上枯，人从脚上老，天天千步走，药铺不用找。"说明人之健康长寿始于脚。但步行要达到防治疾病的目的，还要掌握科学要领，以"坚持、

有序、适度"为原则。

1. 坚持

步行运动贵在坚持，步行最为简单而且方便，不需要特殊的场地，一年四季都可以进行。将自己融入生活与大自然，轻松、快乐地进行锻炼，比如提前两站下车、走路回家、多走楼梯、多参加郊游等。

2. 有序

循序渐进，开始时不要走太快，逐渐加快速度，增加时间。例如最近几个月活动很少，或有心脏病以及年龄超过40岁，开始的时候可以只比平时稍快，走10分钟，也可根据情况，一次走3分钟，多走几次。1周后，身体逐渐适应，可以先延长运动的时间，直至每天锻炼半小时，并逐渐增加步行速度。

3. 适度

"三个三，一个五，一个七"。"三个三"：每天应至少步行3千米、30分钟，根据个人的情况，一天的运动量可以分成三次进行，每次10分钟，1千米效果是一样的。"一个五"：每周至少运动5天以上。"一个七"：步行不需要满负荷，只要达到七成就可以防病健体。走路是最适合老年人的运动形式。快走（或走路）15～20分钟，休息2分钟，再快走（或走路）15～20分钟，运动强度以还能交谈为原则。可依体能状况，慢慢把时间延长，但最多以1小时内为原则。运动前后别忘了做肌肉、关节的柔软操。

步行是对本身承受的负荷能力的测试，在步行时只要自我感觉良好就可以了。呼吸要有节奏，同步行的节奏要一致。若是出现气短或胸闷，应立即休息或放慢步行的速度。脉搏每分钟增加15～20次是正常的。一般步行后15～20分钟，脉搏应恢复原状。要是血压的高压降低、低压升高，尤其是伴有脉搏加快的情况，表明体力负荷大，应减少运动量。

第5章 生活中如何运动、按摩护肾养生

甩 手

甩手是一种十分简易的锻炼方法,对于体弱者特别适宜,它有利于活跃人体生理功能,行气活血,疏通经络,从而增强体质,提高机体抗病能力。甩手可防病强身,治疗慢性疾病,如咳嗽、胃肠慢性病、眩晕、失眠等。甩手方法如下。

站立姿势:双腿站直,全身肌肉尽量放松,两肩两臂自然下垂,双脚分开与肩同宽,双肩沉松,掌心向内,眼平视前方。

摆臂动作:按上述姿势站立,全身松静1～2分钟后,双臂开始前摆(勿向上甩),以拇指不超过脐部为度(即与身体成45°),反回来,以小指外缘不超过臂部为限。如此来回摆动。甩手时手的姿势大致有三种:一是双手向前摆,摆至前臂与躯体成45°角左右收回,收回时不超过躯体的轴线;二是摆回时又向后方甩去,与躯体成45°角;三是两手手心都朝前方,往前甩。双手同时向前甩,又同时收回,连续甩动,就像钟摆那样,其速度为每一个来回2秒左右,即大约每分钟甩30次。

甩手时需要注意,一是甩手要根据自己的体力,掌握次数和速度,由少到多,循序渐进,使身体能适应,才能达到锻炼的目的。二是要全身放松,特别是肩、臂、手部,以利气血通畅,以腰腿带动甩手,不能只甩两臂,腰动才能增强内脏器官。三是要自然呼吸,逐渐改为腹式效果更好,唾液多时咽下。烦躁、生气、饥饿或饱食时禁锻炼。四是要甩手后保持站立姿势1～2分钟,做些轻松活动即可。

跳 绳

中国人有一名俗话,"跳一跳,十年少。"在各种健身运动中,国外一些健身运动专家近年来格外推崇跳绳运动。他们认为,低温季节尤其适宜这种运动。跳绳花样繁多,可简可繁,随时可做,一学就会,特别

适宜在气温较低的季节作为健身运动，而且对女性尤为适宜。从运动量来说，持续跳绳10分钟，与慢跑30分钟或跳健身舞20分钟相差无几，可谓是耗时少、耗能大的需氧运动。

跳绳对多种脏器具有保健功能：健身专家强调说，跳绳能增强人体心血管、呼吸和神经系统的功能。跳绳可以预防诸如糖尿病、关节炎、肥胖症、骨质疏松、高血压、肌肉萎缩、高血脂、失眠症、抑郁症、更年期综合征等多种疾病。

跳绳还兼有放松情绪的积极作用，因而也有利于女性的心理健康。

跳绳运动最健脑：这是因为运动能促进脑中多种神经递质的活力，使大脑思维更为活跃、敏捷；同时，运动可提高心脏功能、加快血液循环，使大脑获得更多的氧气与养分。凡是增氧运动皆有健脑作用，其中尤以跳绳运动为佳。中医理论认为，脚是人体之根，有6条经脉及穴位在这里交错会集，跳绳可促进循环，使人顿感精神舒适，行走有力，可起到通经活络、健脑和温煦脏腑的作用，提高思维和想象的能力。

绳子的选择：绳子一般应比身高长60～70厘米，最好是实心材料，太轻的反而不好。跳的时候，用双手拇指和示指轻握，其他指头只是顺势轻松地放在摇柄上，不要发力。另外，要挺胸抬头，目视前方5～6米处，感觉膝关节和踝关节的运动。

跳绳的运动安排：鉴于跳绳对女性的独特保健作用，医学专家建议，女性跳绳健身要有跳绳渐进计划。初学时，仅在原地跳1分钟；3天后即可连续跳3分钟；3个月后可连续跳上10分钟；半年后每天可实现"系列跳"（如每次连跳3分钟，共5次），直到一次连续跳30分钟。一次跳30分钟，相当于慢跑90分钟的运动量，已是标准的需氧健身运动。

需要注意的是，跳绳者应穿质地软、重量轻的高帮鞋，避免脚踝受伤。绳子要软硬、粗细适中。初学者通常宜用硬绳，熟练后可用软绳。要选

第5章 生活中如何运动、按摩护肾养生

择软硬适中的草坪、木质地板或泥土地的场地，切莫在硬性水泥地上跳绳，以免损伤关节，并易引起头晕。跳绳时须放松肌肉和关节，脚尖和脚跟须用力协调,防止扭伤。胖人和中年妇女宜采用双脚同时起落。同时，上跃也不要太高，以免关节因过于负重而受伤。跳绳前先让足部、腿部、腕部、踝部做些准备活动，跳绳后则可做些放松活动。

退步走

退步走疗法是以向后退步连续进行为主要动作，治疗腰痛的一种方法。因为退步走是人体的一种反向运动，所以它消耗能量比散步和慢跑大，对腰、臀、腿部肌肉锻炼效果明显。身体的躯干部分是略为向前屈的，倒走则正好相反，这样就会使腿、臀、腰得到功能性锻炼。而腰部疾病患者，大多是腰肌、臀肌，特别是外旋肌发生劳损所致。而倒走时，每当足跟提起向后迈步时，由于骨盆倾斜和向前走正好相反，这样就可使受伤的肌肉得到充分休息，起到康复和保健作用。需要注意的是，此法为健身疗法，收效较慢，故患者不能心急。只要长期坚持，会收到良效。此法可与其他疗法同时进行，如推拿、药疗等，以增强疗效。倒走健身法，不可在公路上进行，以免发生事故。在公园或树林锻炼时，一定要注意周围的树、石头，以免跌倒或撞伤。

冬 泳

冬天，很多人户外活动量明显减少，感冒等呼吸道传染病增加。与之相反，一批冬泳爱好者却不惧严寒，坚持水中畅游。研究表明，坚持冬泳能激发人的免疫功能，增强内分泌调节。我国也有大量关于冬泳的科研成果。我们提倡从夏、秋开始游泳，逐步过渡到在寒冷的冬季游泳，因为心理的承受和身体的适应要有一个过程。惯于冬泳者对寒冷已具有适应能力，单核细胞的受体已产生了惰性，应激反应中肾上腺分泌的大

量皮质酮不仅不会受到抑制，反而会促进单核细胞释放更多的细胞因子。细胞因子可激发机体的免疫功能，这是冬泳健身的重要机制之一。经常的冷水刺激可以激发人的大脑、身体器官和神经、内分泌、呼吸等系统，使全身受到极大的振奋和调整，促进人体新陈代谢，焕发生机，提高免疫功能、抵抗力和自我修复能力，预防和治疗慢性病。

正常人都可以冬泳。最新的研究表明，冬泳时的冷刺激对儿童的生长发育不存在副作用，孕妇参加冬泳也未见对胎儿有任何不良影响。一般认为，除患有严重的器质性疾病、各种传染病、精神障碍、体质虚弱、妇女经期等特殊情况外，正常人基本上均可参加冬泳。但实际上，冬泳者以中老年男性多见。有人认为，"六十畅游，七十慎游，八十停游"，这种说法是相对的。体质较好而兴趣不减者，八十多岁了还继续冬泳的大有人在。参加冬泳的前提条件是必须会游泳。由于冬泳是在极其寒冷的特殊条件下健身锻炼的，所以对人的心理素质和身体条件的要求相对较高，要谨慎从事、量力而行。一些没有经过医学检查、对自己的身体不明底细的人突然想参加冬泳，还是悠着点儿好。

一天之中，以中午冬泳最好。中午日照充足，气流稳定。尽管每个人的年龄、体质和技能等差别很大，但与一般注重速度和距离的游泳不同，冬泳更注重的是在水中游泳的时间。冬泳的目的是健身和娱乐，而不是挑战极限。每个冬泳者都有个人的"度"，比如游多长时间，甚至在水中"刨"多少下，都相当严格。究竟在冰水中游多长时间效果最好，根据大多数人的经验，在1℃的水中游1分钟，2℃的水中游2分钟，3℃的水中游3分钟，这个量是比较适宜的。水温在10℃以上时，已是阳春三月、桃花盛开的时节，就比较随意了。

冬泳之前必须进行准备活动，出水后要做整理运动，包括肢体运动等。刚入水时，受到低水温的刺激，可使全身肌肉收缩，耗氧量突然增加。

如果游得过急、过快，容易发生胸闷不适。但若游得过慢，又使肌肉产热量减少，不利于及时补充热量。所以，冬泳者对于游泳的速度和强度要慢慢体会，逐步掌握。与其他健身运动一样，冬泳贵在坚持。突发的或"一步到位"的冬泳方法是不可取的，也就是说，如果突然掉到冰水里，人的免疫力降低，可能引起感冒、肺炎等，因为人体在强烈的应激过程中会分泌大量的皮质酮，抑制细胞因子的合成和释放，从而减少免疫功能的促发因素，降低免疫力。此外，还可能造成身体的其他损害。冬泳最艰苦的时间段是结冰前的一二十天，这个时间是最考验人的时间段。

冬泳时注意自我防护。冬泳者最好参加冬泳俱乐部，很多冬泳俱乐部和冬泳队都有专人负责救护和技术指导，可提供安全保障。没有参加冬泳组织的冬泳者要结伴而行，互相照顾，不要单独行动，以防意外。破冰冬泳时，要防止冰块划伤。还要备好防寒衣物，防止冻伤。所选择水域的水质要符合卫生要求。下水前应做好准备活动，有汗者把汗晾干。出水后及时擦干身上的水分，穿好衣服进行跑步等活动，以加快体温的恢复，尽快使机体转暖。冬泳后可涂护肤品，防止皮肤皲裂。从未冬泳过的人不要大雪节气后贸然冬泳，可从来年秋季开始做冬泳准备。

提　肛

提肛运动又称凯格尔锻炼法，最早主要用于产后妇女小便失禁，因为这种运动可以调节盆腔内压、加强骨盆底肌群的力量，现被广泛地用于前列腺保健和前列腺疾病的辅助治疗。提肛运动可以增强盆底与前列腺的血液循环和肌肉弹性，使得局部静脉血液循环得到改善，缓解静脉淤积与曲张。提肛运动本身也可以对前列腺起到按摩的效果，促进会阴部的静脉血液回流，使前列腺充血减轻。研究表明，提肛运动开始坚持得越早，前列腺疾病的发病时间越晚，前列腺疾病的预后也越好。男性进行锻炼的具体方法与女性大致相同,即有意识地收缩和放松盆底肌肉,先做收缩肛门的动作,每次保持1秒钟,然后再收缩、再放松,交替进行,开始时每天做两组,每组20次,然后逐渐增加为每天两组,每组75次。

仰卧起身

仰卧起身主要运动的是腹部和大腿肌肉,通过腹部收紧肌肉牵拉髂腰肌和腹直肌,使骨盆前倾,盆底肌群得到锻炼。直膝仰卧起身主要运动髂腰肌,活动髋关节;屈膝仰卧起身主要运动腹直肌(包括腹内斜肌和腹外斜肌),促使骨盆前倾。借助腹直肌的运动牵拉会阴部肌群,具有促进前列腺血液循环、缓解肌肉痉挛、降低前列腺神经兴奋性的作用,适用于前列腺保健和前列腺疾病的辅助治疗。

方法:身体仰卧于硬板床或长凳上,两臂置于体侧或双手交叉置于胸前或脑后,然后借收腹力量坐起并尽量前屈体,再徐徐还原仰卧。每次练习30～50次为宜。初练时如果有困难,可寻求他人帮助,按住双脚练习;也可借助两臂向前探举或前摆来帮助坐起。随着练习次数的增长逐渐提高难度,直到能独立练习双手交叉头后仰卧坐起,并能于坐起后用肘触相对下肢的膝部。

俯卧起身

俯卧起身主要强化腰腹部和大腿部肌群,两组肌群的运动可以使骨盆后倾。通过肌群的运动,促使前列腺得到有效运动,可以缓解前列腺紧张、促进血液循环,适用于前列腺保健和前列腺疾病的辅助治疗。

方法:身体俯卧位伏于地面,两手张开与肩同宽,双手放在肩膀下方,手肘贴住地面,双腿放松并拢贴地;两肘部撑地,臀部和下肢收缩夹紧以固定下半身,将身体躯干稳定后,用手肘将上半身撑起的同时腰腹部和大腿部肌肉用力,将上半身抬离地面,直到腹部有痉挛感,停留

15～30秒。每一动作重复20次。

仰卧屈腿

仰卧屈腿主要运动腹部肌群和大腿肌群，同仰卧起身运动相似，可以使髂腰肌和腹直肌得到锻炼，但运动量较其小，动作比较舒缓，适宜于老年人。运动过程中肌群的牵拉动作是骨盆前倾和侧倾，增加盆腔器官的活动，促进盆腔血液循环，能舒展盆底肌群、缓解前列腺肌肉紧张、加快盆腔血液循环，适用于前列腺保健和前列腺疾病的辅助治疗。

方法：身体仰卧位平躺，双手交叉置于枕部，大腿用力使膝部尽量向胸部靠拢；双手不要离开枕部，抬头，腹部用力使上半身抬起，直至右肘碰触到左膝后收回，慢慢把头和手肘放到地面，然后以相似动作用左手碰触右膝；最后，腹部用力，以双肘同时触碰双膝。每一动作重复15～20次。抬起头时呼气，把头放下时吸气。动作做得越缓慢，效果越好。

骨盆摇摆

骨盆摇摆是以骶椎为轴心，骶髂关节、髋关节参与，腰腹部肌群和大腿肌群协助运动盆底肌群的运动方法，能引起骨盆前倾和侧倾，可以缓解前列腺紧张、促进血液循环，适用于前列腺保健和前列腺疾病的辅助治疗。

方法：双膝着地跪在软垫子上，臀部抬起，使上身直立，双臂交叉放在胸前；向右侧放低臀部，落座于右小腿外侧；抬起臀部回复到上身直立跪体位，然后向左侧放低臀部，落座于左小腿外侧。每侧重复练习15次。骨盆摇摆动作舒缓、运动量适中，适用于各类人群采用。

直立前屈

直立前屈牵拉的是腹部肌群、背部浅层肌肉和大腿肌肉，可以伸展髋部和腿部肌群与韧带，能使骨盆前倾。通过大腿肌群的运动牵拉盆底肌群，按摩盆腔内部器官，起到运动盆腔器官、促进盆底血液循环的目的，适用于前列腺保健和前列腺疾病的辅助治疗。

方法：双脚并拢直立，双臂后伸；上身向前弯，双手继续后伸上举。重复练习20～50次。整个动作连贯、流畅、缓慢。有心血管疾病的患者，动作更要缓慢，如有不适感立即停止。

臀位抱膝

臀位抱膝主要是以腹部肌群运动为主导动作，带动腰部、盆底和大腿肌群共同运动，使骨盆前倾，以增加盆底肌群的柔韧度，提高肌群对盆腔脏器的承托能力。臀位抱膝可以加强盆底肌群锻炼、恢复盆腔肌群协调性，适用于前列腺保健和前列腺疾病的辅助治疗。

方法：双臂前伸，双膝弯曲坐在垫子上；上身向后倾斜，双脚抬离地面，双手在膝关节后部交叉；伸直下肢，以臀部为重心保持动作15～20秒。重复20～30次。保持动作时身体重量要均匀落在臀部两侧，双臂伸展，脊椎与地面成斜角并伸直。

展臂扭腰

展臂扭腰是通过腰腹部肌群的运动最大限度地伸展腰部肌群和盆底肌群，使骨盆后倾和侧倾，促进盆腔脏器的有效运动，可以提高腰部肌群和盆底肌群同步运动的协调性、促进前列腺血液循环、提高肌群协调性、缓解前列腺肌肉紧张，适用于前列腺保健和前列腺疾病的辅助治疗。

方法：仰卧平躺，掌心朝下，双臂与身体成直角向外横伸，屈膝到胸前；双肩平放，胸部保持不动，头向左转的同时以腰部扭转带动双膝慢慢倒向身体右侧；头和双膝慢慢恢复到起始位置，再转向对侧。重复练习20～30次。练习时，双膝靠拢，双脚靠紧，双膝尽量抬高接近面部，

第 5 章　生活中如何运动、按摩护肾养生

双膝倒向一侧地面后要保持姿势 10～20 秒。

俯卧举腿

俯卧举腿动作主要锻炼臀部肌群和大腿肌群，可以使骨盆前倾，提高盆底肌群的柔韧性、按摩前列腺组织、促进盆腔血液循环，适用于前列腺保健和前列腺疾病的辅助治疗。

方法：俯卧位，双脚并拢，双手置于身体两侧；双膝夹紧，双腿绷直，臀部用力向后抬举双腿。保持 5～10 秒。

仰卧举臀

仰卧举臀主要运动的是臀部肌群和腰部肌群，腹部肌群也在参与运动，可以锻炼臀部肌肉，引起骨盆后倾，增加盆底肌群的协调性和柔韧度，能提高盆底肌群对盆腔脏器的承托能力、促进盆腔血液循环，适用于前列腺保健和前列腺疾病的辅助治疗。

方法：仰卧于垫子上，双腿弯曲，两脚平放，双手置于身体两侧；双脚用力蹬地，慢慢抬起臀部。重复练习 30 次。熟练后可以加大难度，改用单脚撑地。

侧位拉腿

侧位拉腿能运动臀部肌群和大腿肌群，加大髋关节活动范围，使骨盆侧倾。通过臀部和大腿肌群的主动运动，拉伸盆底肌群、增加盆底肌群柔韧性，可以促进盆腔血液循环、强健盆底肌群、提高盆底肌群对盆腔脏器的承托能力，适用于前列腺保健和前列腺疾病的辅助治疗。

方法：先右侧卧位，双腿直伸；屈起左腿，左手从左膝外侧抓住左脚向上拉起左腿，右膝绷直，保持 30～50 秒。还原落下，重复 3 次后，换左侧卧位再做。

循环踢腿

循环踢腿动作的主要运动肌群为大腿和臀部肌群,通过这些肌群的运动,可以增加盆底肌群的柔韧性,增加其对盆腔器官的承托力,具有促进盆底肌群的协调性、促进盆腔血液循环、缓解前列腺充血的作用,适用于前列腺保健和前列腺疾病的辅助治疗。

方法:仰卧,双膝屈曲,双脚自然分开同肩宽;收紧腹部肌肉,用大腿和臀部的力量抬起左腿,下肢与上身成直角动作保持20~30秒;左腿缓慢收回原位后右腿重复相同动作。左、右腿交换做10~15次。单脚向上举起时,同侧手掌可以贴在臀部辅助。

举腿交叉

举腿交叉动作主要是锻炼大腿和臀部肌群,能使骨盆后倾和侧倾,可以增加盆底肌群的柔韧性,以及对盆腔器官的承托力,具有促进盆底肌群的协调性、促进盆腔血液循环、缓解前列腺充血的作用,适用于前列腺保健和前列腺疾病的辅助治疗。

方法:仰卧,双手放于体侧,两脚分开,两腿伸直举起;两腿向对侧移动至相互交叉。反复练习30~50次。

02 家庭补肾养生常用按摩手法

研究发现,无论是从会阴部对肾的直接按摩刺激,还是从腰腹部及其他特殊部位对肾的间接按摩刺激,只要强度适度、方法正确,肾被刺激后,会刺激肾部位神经引发相应的双向调节冲动,从而缓解肾的充血、减轻肌肉拮抗性紧张。对中老年人群和肾功能异常人群可进行一系列运动辅导,早晨起床后或晚间休息前做腰腹部、会阴部按摩,所有参与者的肾不适感缓解,心理负担消除。具体操作手法如下。

第5章 生活中如何运动、按摩护肾养生

按 法

名称释义：以手指、掌部的不同部位，置于经穴或其他部位逐渐用力加压的手法叫按法。

手法操作：以拇指指腹或示指、中指、无名指指腹按压体表的施术部位的方法为指按法（图1）。以掌根、全掌或鱼际部位着力于施术部位，进行按压的手法为掌按法（图2）。

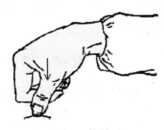
图1 指按法

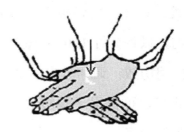
图2 掌按法

手法要领：垂直按压，固定不移，由轻到重，稳而持续，忌用暴力。按压既平稳，又要有节奏感。

作用功效：疏松肌筋，开通闭塞，理筋正复，调和气血，活血止痛，可应用于腰腹部、四肢部，适用于各种人群的肾保健和肾疾病的辅助治疗。

揉 法

名称释义：以指、掌等吸定在施术部位或穴位上，进行左、右、前、后轻柔缓和的内旋与外旋摆动，称为揉法。以拇指进行旋转揉动称指揉法（图3），以鱼际部位进行旋转揉动称鱼际揉法（图4），掌根着力进行揉动称掌根揉法（图5）。

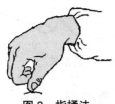
图3 指揉法

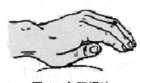
图4 鱼际揉法

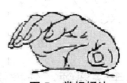
图5 掌根揉法

手法操作：指揉法要着力轻柔，做和缓的旋转揉动来带动皮下组织，此法要注意着力均匀、动作连贯，由轻而重，逐渐扩大范围，旋而不滞，转而不乱，揉而浮悬，动作深沉，作用面积小而集中。掌揉法要放松腕部，以肘为支点，前臂旋转摆动带动腕部做轻柔和缓旋揉。揉动时蓄力于指、掌，吸定在操作部位。

手法要领：术者指掌皮肤与受术者施术部位皮肤相对位置不变，用力轻柔、和缓，由轻到重，再到轻。动作以顺时针为主，要有节律，速度均匀，以每分钟 120～160 次为宜，移动要缓慢。

作用功效：调和气血，舒筋活络，温经散寒，活血化瘀，理气松肌，消肿止痛，可应用于腰腹部、四肢部，适用于各种人群的肾保健和肾疾病的辅助治疗。

推 法

名称释义：术者用指、掌着力于受术部位，进行单方向的直线或弧形移动的方法，称为推法。

手法操作：分推法是术者以双手拇指或多指按压在施术部位，向两侧相反方向推动（图6）。全掌直推法是术者以全手掌着力于施术部位、五指微分开，腕部挺直，以单掌、双掌或双掌重叠加力做单方向推动的手法（图7）。

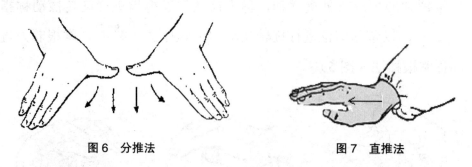

图6 分推法　　　　　　图7 直推法

手法要领：分推法时，两手用力要均匀，动作要柔和，协调一致。

术时既可直线移动，亦可沿体表做弧形推动。直推法时，手指、掌或鱼际部位要紧贴施术部位皮肤，用力着实，重而不滞，轻而不浮，推进速度和力度要均匀、持续，动作要协调，保持一定的与皮肤垂直的力度，做单方向直线推法，不可偏斜。

作用功效：解痉镇痛，消瘀散结，疏通经络，理筋活血，可应用于腰腹部、四肢部，适用于各种人群的肾保健和肾疾病的辅助治疗。

点　法

名称释义：以屈曲指关节突起部位，着力于施术部位或穴位，按而压之，戳而点之，称点法。

手法操作：屈示指点法（图8）是术者屈曲示指，与其他手指相握，用示指第一指间关节突起部位点压施术部位，术时可用拇指末节内侧缘紧压示指指中部，以增加力度。拇指端点法（图9）时，术者手握空拳，拇指伸直并紧靠于示指中节桡侧面，用拇指端点压施术部位，向下点压时拇指指腹紧贴示指中节桡侧，以免因用力而扭伤拇指间关节。

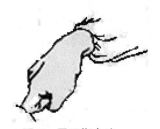
图8　屈示指点法

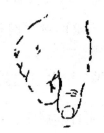
图9　拇指端点法

手法要领：垂直用力，固定不移，由轻到重，稳而持续。

作用功效：通经活络，消肿止痛，点血开筋，解除痉挛，祛散风寒，开通闭塞，可应用于腰腹部、四肢部，适用于各种人群的肾保健和肾疾病的辅助治疗。

颤 法

名称释义：以手掌或掌指自然伸直着力于施术部位，用前臂和腕部做急剧而细微的颤动，称为颤法。用掌部着力者称掌颤法（图10），用手指着力者称指颤法（图11）。

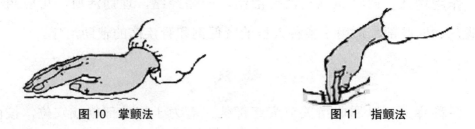

图10 掌颤法　　　　　　　　图11 指颤法

手法操作：术者以单手或双手的手掌及掌指自然伸直平放于施术部位，稍施压力与施术部位贴实，将力贯注于施力的手及臂部，用腕力连同臂部做左右急剧而细微的摆动（摆动的速度要快，幅度要小），摆而滞为颤。

手法要领：在施颤中以腕的自然而有节奏的颤摆使施术部位产生温热、颤动、舒适、松弛的感觉。

作用功效：理气活血，解除粘连，松弛肌筋，可应用于腰腹部、四肢部，适用于各种人群的肾保健和肾疾病的辅助治疗。

03 护肾养生家庭按摩常用穴位

穴位疗法对疾病十分有效，这已经得到许多人一致的肯定。事实上，环顾四周，我们的身边不乏借穴位指压等治好病或使病情好转的例子。

中医认为，"气血不顺百病生"。气、血、津液是构成人体的基本物质，是脏腑、经络等组织器官进行生理活动的物质基础。气是不断运动着的具有活力的精微物质；血即指血液；津液是机体一切正常水液的总称。从气、血、津液的相对属性来分阴阳，气具有推动、温煦、濡养、滋润等作用，现代有的人认为中医所谓的气血，就是支配内脏的一种能量，

第5章 生活中如何运动、按摩护肾养生

而这种能量若流动混乱，就会引起各种疾病。穴位就位于能量流动的通路上，这种通路称为"经络"。

中医认为人体的内脏若有异常，就会反映在有异常的内脏经络上，更进一步地会反映在能量不顺的经穴上。因此，通过给予穴位刺激，使能量的流动顺畅，而达到治病的效果，这就是穴位治疗的目的了。

关元穴

部位：在下腹部正中线脐下3寸（图12），其下有腹白线。

功能：募集小肠经气血，传导水湿。

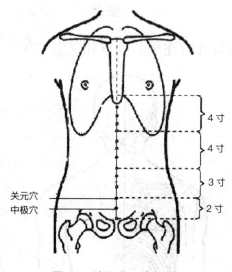

图12　关元穴、中极穴

主治：生殖、泌尿和肛肠病症，如小便不利、尿频、尿闭、遗尿、早泄。

体位：仰卧位或端坐位。

手法：点法、按法、揉法。

提示：每天早、晚各1次，每次50～100下，用力不可过猛，速度不宜过快。关元穴即丹田穴，因道家称脐下关元穴为丹田而得名。

中极穴

部位：中极穴在下腹部前正中线脐下 4 寸（图 12），其下有腹白线。

功能：募集膀胱经水湿。

主治：生殖、泌尿和肛肠病症，如小便不利、遗尿不禁。

体位：仰卧位或端坐位。

手法：点法、按法、揉法。

提示：每天早、晚各 1 次，每次 50～100 下，用力不可过猛，速度不宜过快。

长强穴

部位：在尾骨端与肛门连线的中点处（图 13）。

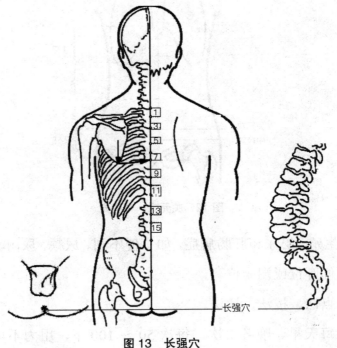

图 13 长强穴

功能：向体表输送阳热之气。

主治：生殖、泌尿和肛肠病症，如遗尿、小便不利以及尾骶部疼痛。

体位：仰卧位或端坐位。

手法：点法、按法、揉法。

提示：每天早、晚各1次，每次50～100下。

会阴穴

部位：在阴囊根部与肛门连线的中点处（图14），其下有阴茎海绵体、会阴浅横肌和会阴深横肌。

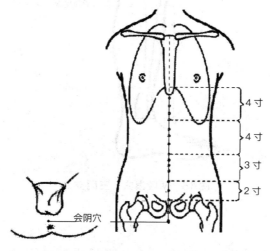

图14 会阴穴

功能：疏导水液，生发任脉经气。

主治：生殖、泌尿和肛肠病症，如遗尿、小便不利以及尾骶部疼痛。

体位：仰卧位或端坐位。

手法：点法、按法、揉法。

提示：每天早、晚各1次，每次50～100下。

阴陵泉

部位：在小腿内侧胫骨内侧踝后下方凹陷处（图15），其下为胫骨后缘和腓肠肌。

功能：排渗脾湿。

主治：生殖、泌尿和肛肠病症，小腹部、尾骶部疼痛，腰痛，小便不利。

体位：仰卧位或端坐位。

手法：点法、按法、揉法。

提示：每天早、晚各 1 次，每次 50～100 下。

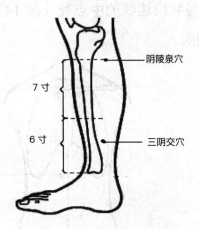

图 15　阴陵泉穴、三阴交穴

三阴交

部位：在小腿内侧足内踝尖上 3 寸胫骨内侧缘后方（图 15），其下为胫骨后缘，有比目鱼肌，深层有屈趾长肌。

功能：分流重组足三阴经气血。

主治：生殖、泌尿和肛肠病症，如遗尿、小便不利；小腹部、尾骶部疼痛，腹胀。

体位：仰卧位或端坐位。

手法：点法、按法、揉法。

提示：每天早、晚各 1 次，每次 50～100 下。

涌泉穴

部位：在足底部第二、三趾趾缝纹头端与足跟连线的前 1/3 处（图

16），其下有指短屈肌腱、指长屈肌腱和第二蚓状肌。

功能：散热生气。

主治：生殖、泌尿和肛肠病症，尾骶部疼痛。

体位：仰卧位或端坐位。

手法：点法、按法、揉法。

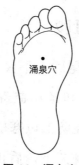

图 16　涌泉穴

提示：每天早、晚各 1 次，每次 50～100 下。

归来穴

部位：在下腹部脐下 4 寸，距前正中线 2 寸（图 17），其下有腹直肌、腹内斜肌和腹横肌腱膜。

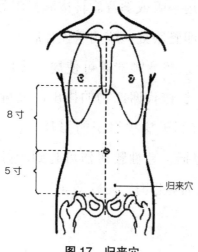

图 17　归来穴

功能：传输胃经下行之水，散化冲脉外传之热。

主治：生殖、泌尿和肛肠病症，小腹部、尾骶部疼痛。

体位：仰卧位或端坐位。

手法：点法、按法、揉法。

提示：每天早、晚各1次，每次50～100下。

04 掌搓腰眼可以强肾壮腰

中医认为，用掌搓腰眼和尾闾，不仅可疏通带脉、强壮腰脊，而且还能起到聪耳明目、固精益肾和延年益寿的作用。中年人经常搓腰眼，到了老年可保持腰背挺直，还能防治风寒引起的腰痛症。

腰眼穴位于背部第四腰椎棘突下，后正中线左、右各开3.5寸的凹陷处。中医认为，腰眼穴居带脉（环绕腰部的经脉）之中，为肾脏所在部位。肾喜温恶寒，常按摩腰眼处，能温煦肾阳、畅达气血。下面介绍几种按摩方法。

一是两手对搓发热后，紧按腰眼处，稍停片刻，然后用力向下搓到尾闾部位（长强穴）。每次50～100遍，每天早、晚各做一次。

二是两手轻握拳，用拳眼或拳背旋转按摩腰眼处，每次5分钟左右。

三是两手握拳，轻叩腰眼处，或用手捏抓腰部，每次3～5分钟。

现代医学研究证明，按摩腰部既可使局部皮肤里丰富的毛细血管网扩张，促进血液循环，加速代谢产物的排出，又可刺激神经末梢。对神经系统的温和刺激，有利于病损组织的修复，提高腰肌的耐力。所以，按摩腰部对慢性腰肌劳损、急性腰扭伤可起到较好的防治作用，对于椎间盘突出症、坐骨神经痛等也有一定疗效。

第 5 章　生活中如何运动、按摩护肾养生

05　补肾强腰养生按摩的方法

如果能经常做腰部的自我按摩，不仅能防治腰痛，而且能补肾强身。现介绍如下。

揉腰眼：腰眼位于第四腰椎棘突下，旁开 3.5 寸之凹陷处。两手握拳，用拇指掌指关节紧按腰眼，做旋转用力按揉 30～50 次，以腰酸胀为宜。

擦腰：两手掌根紧按腰部，用力上下擦动，动作要快速有力，发热为止。

点揉腰背部棘突：双手后背，以中指指腹着力，点按在脊柱的棘突（俗称"算盘珠"）上，其余手指着力于中指上下，以辅助点揉发力。双手要尽量后背、上够，凡是手能够触及的棘突和棘突下凹陷中的穴位，均应逐一点揉，直至阳关穴下（即第五腰椎棘突）。在点揉时，动作要协调、有节律，用力要均匀、有透力，两手可交替点揉，反复 30 次左右。

捏拿腰部肌肉：用双手拇指和示指同时捏拿脊柱两侧的骶棘肌。从上向下分别捏拿、提放腰部肌肉，直至骶部。如此自上而下捏拿 4 次。

抖动腰部肌肉：两手掌根部按压腰部，快速上下抖动 15～20 次。

叩击腰骶部：双手握空心拳，反手背后，以双手拳背着力，有节奏地、交替呈弹性叩击骶部。手法要平稳，力量由轻到重，有振动感，有透力。先从骶部向上叩击至手法不能及为止（腰部），再向下叩击至骶部，从上至下，如此往返七八次。

06　拳砸腰部命门保健法

砸命门疗法就是用前臂和拳头按摩叩打前、后命门并配合腰部动作的一种保健方法。特点是自我锻炼简便易行，不受处所限制，疗效明显。

命门是指前、后两命门：前命门为肚脐，后命门（图 18）是指与肚脐相对应的背部，即第二腰椎棘突下命门处。

（1）锻炼方法：全身放松，膝微屈，两臂自然下垂，意念想着肚脐。腰转动带动两臂，一前臂和拳砸在腹部肚脐附近，另一臂的前臂和拳同时砸在背部命门附近。腰部左右转动，两臂交替叩打。注意两臂好像是两根绳子，毫不用力，前臂和拳头好像是个槌子，利用腰转动的惯力而叩打，两臂切忌僵硬。

（2）注意事项如下。

①为了做到腰转动带动两臂砸腹、背，必须做到全身放松，以腰为轴，特别是两臂要放松，以便利用腰转动的惯力重力叩砸。

②砸腹、背的次数和时间，以感到轻松爽快、微汗为度。

③自然呼吸，用鼻或口鼻呼吸均可。

④饭后1～2小时内锻炼，以早晨空气新鲜时锻炼为佳。

⑤砸腹、背对内脏器官有震动作用，可增强消化功能，加快血液循环，用力应因人而异，循序渐进。

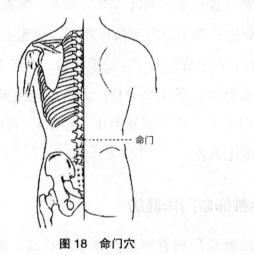

图18　命门穴

07　推背通经保健法

一方俯卧于床上，不枕枕头，头侧向一方，上肢放松。另一方立于床边，面向俯者头部，双腿拉开小弓字步，双手五指展伸，并列平放于俯者背上部（注意手掌与背部贴紧），然后将腰腿部的力量作用于前臂和掌上，力量适中，向前推出，使背部皮肤肌肉在瞬间随手掌迅速推移，自上而下，推至腰部。推 10 次左右，再令俯者将头倒向另一方，仍按上法推 10 次左右。然后，操作方右手握拳，用腕力捶背，力量适中，自上而下捶打数遍，即可停止。现代医学证实，人的背部皮下蕴藏着大量"战斗力很强"的免疫细胞，通过推背，可以激活这些免疫细胞，达到疏通经络、流畅气血、调和脏腑、祛寒止痛之目的。

08　会阴补肾养生按摩方法

会阴穴是人体任脉上的穴位，为人体长寿要穴。它位于人体肛门和生殖器的中间凹陷处。会阴，顾名思义就是阴经脉气交会之所。此穴与人体头顶的百会穴为一直线，是人体精气神的通道。百会为阳、接天气，会阴为阴、收地气，二者互相依存，相似相应，统摄着真气在任、督二脉上的正常运行，维持体内阴阳气血的平衡，它是人体生命活动的要害部位。经常按摩会阴穴，能疏通体内脉结，促进阴阳气的交接与循环，对调节生理和生殖功能有独特的作用。按摩会阴穴，还可治疗痔疮、便血、便秘、妇科病、尿频等症。会阴穴按摩方法有两种。

（1）点穴法：患者睡前半卧半坐，示指搭于中指背上，用中指指端点按会阴 108 下，以感觉酸痛为度。

（2）提肾缩穴法：患者取站势，全身放松，吸气时小腹内收，肛门上提（如忍大便状），会阴随之上提内吸，呼气时腹部隆起，将会阴肛门放松，一呼一吸共做 36 次。

09　耳部补肾养生按摩方法

中医学说认为，"肾主藏精，开窍于耳"，医治肾脏疾病的穴位有很多在耳部,所以经常摩耳可起到健肾养身的作用。

摩耳是一种防止听力衰退和兼具养生保健功效的自我按摩方法。耳朵,不仅是人体的一个独立听觉器官,而且与五脏六腑、十二经脉有着千丝万缕的联系。通过按摩耳的有关部位,可以起到健脑聪耳、调整脏腑功能等作用,达到防治疾病的效果。另耳部按摩可以起到清醒头脑、增进记忆、强化听力、消除疲劳的作用。

按摩方法:一是摩耳郭,用两手分别按摩左、右耳郭,反复摩擦1分钟。二是捏耳垂,用拇指、示指捏持耳垂,反复揉搓,并同时向下牵拉,以带动整个耳郭向下延伸,牵拉的力量以不使耳根及耳郭疼痛为度。三是钻耳眼,两手示指分别轻插进两侧耳孔,来回转动十几次,突然猛力拔出,重复10～20次。四是揉捏耳朵,两手示指分置耳内,拇指置于耳背,揉捏整个耳朵30次。五是揪耳,每天早晨起床后,右手绕过头顶,向上拉左耳14次;然后左手绕过头顶,向上拉右耳14次;有空时一天可揪耳多次。也有的每天坚持按摩耳朵的穴位若干次。经常揪耳朵或按摩耳朵,能够刺激全身的穴位,使得头脑清醒、心胸舒畅,有强体祛病之功效。

耳部按摩简便易学,经常做能促进耳郭的血液循环,调节脏腑器官的功能,补肾降火,健脑聪耳,不仅可防治肾虚耳鸣、听力减退、眩晕头痛等疾病,还可使人耳聪目明、精神爽快,起到抗衰防老、延年益寿的作用。但按摩耳部要长年坚持,才能渐显功效。耳部患有急性炎症时应暂停按摩。按摩前应把指甲修剪平整、光滑,钻耳眼手法用力要均匀,切勿损伤外耳道。

10 轻松捶背激发阳气保健法

捶背,因能解除疲劳、振奋精神而受到人们的喜爱和广泛应用,不失为一种行之有效的保健方法。人体背部有丰富的脊神经支配人体运动及心血管和内脏的功能。捶背可以刺激背部皮下组织,促进血液循环,通过神经系统的传导,增强内分泌系统功能,从而增强抗病防病的能力。中医理论认为,人体背部有主一身阳气的督脉和贯穿全身的足太阳膀胱经,其上有大椎、命门、膏盲俞、脾俞等穴位。捶背可以刺激这些穴位,起到疏通经气、振奋阳气、活血通络、养心安神、调整各脏腑器官的功能,从而达到阴阳平衡的目的。

捶背的方法分为自身捶打及他人捶打两种。自身捶打坐立皆可,双手握拳至背后,自上而下沿脊背轻轻捶打。捶打时身体稍稍前倾,拳至可能达到的最高部位,再自上而下至腰部,如此为一次,连续捶打5～10次。他人捶打可坐可卧,捶者手握空心拳,以腕发力,刚柔、快慢适中,动作要协调。每次捶背时间不超过30分钟,以上下轻轻叩打为宜。捶背用力大小,以捶击身体震而不痛为度。手法的轻重快慢不同,引起的反应也各有差异:轻而缓的手法使肌肉、神经产生抑制,适宜于精神紧张、情绪激动者;强而快的手法,能使肌肉、神经兴奋,适用于精神不振、倦怠无力、工作效率低下者。但对于患有严重心脏病、未能明确诊断的脊椎病变以及晚期肿瘤患者,捶背却有害无益。

11 足底按摩补肾养生的方法

有人观察到足与身体的关系类似于胎儿平卧在足掌面。头部在足趾部位,臀部朝着足跟部位,脏腑即分布在跖面中部。根据以上原理和规律,刺激足部穴位可以调整人体全身功能,治疗脏腑病变。人体解剖学也表明脚上的血管和神经比其他部位多,无数的神经末梢与头、手、身体内部各组织器官有着特殊的联系。所以,足底按摩只要按照其相关的大体部位,自我操作,就能起补肾养生的作用。

（1）按摩方法：用拇指指尖或指腹，也可用第二指或第三指的关节，以数毫米幅度移动。力度最初较轻，渐渐增强，以稍有痛感为宜，按摩时间可抽空进行。最好是每天早、晚各一次，每次 10～30 分钟，坚持 2 周以后对一般的消化性溃疡患者即可出现效果。

（2）掌握手法：足部按摩的常用手法之一称为单食扣拳法，用示指的关节部刺激有关部位。它主要用于脚底部，因为按照足部反射区分布，有很多内脏反射区全在脚底，必须力度比较大才能起到有效刺激作用。脚内侧、脚面是骨膜，所以刺激要柔和，不能力度太大，容易把骨膜损伤。

（3）注意事项：进行足部按摩时，要因人而异，手法灵活运用。按压反射区位时，要进行适度持续性的刺激，有正常的压痛感最好，应以反射区内压痛最敏感部位为重点，当体内器官发生病变时，双足相应的反射区会有针刺感。另外，进行足部按摩时应保持室内清静、整洁、通风，按摩前用温水洗净足部，全身放松。按摩每个穴位和病理反射区前，应测定一下针刺样的反射痛点，以便有的放矢。按摩结束后 30 分钟内患者应饮一杯温开水，这样有利于气血的运行，从而达到良好的按摩效果。

12 卵石摩脚有益于护肾养生

运用卵石摩脚来刺激其皮肤神经末梢感受器，通过中枢神经起到调节内脏器官的作用，达到促进血液循环、加速新陈代谢、预防和治疗疾病的目的。脚踩鹅卵石对早期高血压病患者有益，患者可赤脚在凹凸不平的鹅卵石小径蹬踏或小步跑。亦可用布袋装上小半袋鹅卵石，平放在地上，赤脚在上面来回不停地踩踏。或者用挑选过的鹅卵石，固定在 0.5 平方米的湿水泥上，制成鹅卵石水泥板，赤脚在上面有节奏地踩踏。踏鹅卵石的时间安排在早、晚进行，每次 15 分钟以上。

需要说明的是，卵石摩脚忌过量。我的一位患者张大妈，她家院前有条鹅卵石铺就的小路，大家都喜欢脱去鞋子，光着脚在路面上来回行走，以通过刺激脚底穴位通经活络。张大妈也想缓解自己的膝关节疼痛，就每天早、晚都走上半小时。几个月下来，膝关节疼痛减轻了，但张大妈觉得运动量还不够，又特地多走了半个小时，结果到了第二天膝关节又肿又痛，不得不去看医生。最后医生告诫张大妈，老年人一般都有不同程度的骨关节退行性病变和骨质疏松，如果在高低不平的卵石路上走得时间太久，反而会加剧磨损，造成膝关节肿胀和疼痛，造成这种问题的原因是因为赤脚走卵石路过量所致。中老年人走卵石路健身的时间应是早、晚各15分钟左右为宜。

13 赤脚搓圆木有益于护肾养生

赤脚走走"卵石路"，让凹凸不平的路面按摩脚板，对解除病痛和健身很有益处。但有的人没有条件怎么办呢？办法是坐在室内的椅子上，让赤裸的脚板踩在一段圆木或一段竹筒上，反复地搓动，其所起到的健身作用比起踩卵石效果更佳。因为赤脚频频搓动圆木时，使脚底受到刺激，就会将"硬结"在脚底的沉积物碾碎驱散，使之进入血液，经肝、胆、肠或肾脏、膀胱排出。脚底的沉积物被碾碎驱散，人体气血畅通，血液循环好了，器官就能得到丰富的营养和补充，并且把废物和毒素排掉，这样就有利于养生和疾病的康复。

第 6 章　生活中其他的护肾养生法

01　攀足固肾法有益护肾养生

攀足固肾法由《内功图说》之腰背功和掠涌泉化载而来。攀足趾，用两手搬足心的涌泉穴，通过锻炼可以强腰、固精、补肾。腰者，肾之府，强腰即可补肾，肾气足则腰健，即《道枢》所谓"左右手以攀其足所以治其腰"。

（1）操作：仰卧位，两手相交掌心朝前从膝盖处直线上至头顶，两手十字交叉，手心向上挺拔，两脚蹬直，两手从上直线下落，手向前伸，上身前弯，两手搬足心涌泉穴，松手，肢体恢复仰卧姿态，如此反复 10 次。初学者可量力而行，不必强求次数。

（2）作用：强身补脾肾。涌泉穴属肾经，《针灸甲乙经》记载："主治腰痛，大便难，少腹中满，小便不利，丈夫㿗疝，阴跳，病引篡中不得溺，胁下支满，闭癃，阴痿……妇人无子。"因此按摩涌泉穴具有强腰膝，固肾精，益肾气，利小便，宁神开窍的作用。攀足动作，使腰部肌肉不停地紧张、松弛，促进了腰部气血的循环。临床上常用于防治遗精、阳痿、性欲减退、性功能低下等疾病。

02　补肾纳气功五步护肾法

第一步：以自己最自由和最舒适的姿势站好，舌顶上颚，闭目垂帘，全身放松。

第6章 生活中其他的护肾养生法

第二步：意守肚脐，感到有向前或者向后拉动的感觉，人顺着拉动的方向移动。

第三步：移动停止，双手背向后，右手在上，左手在下，手心向外，贴于命门，继续意念守肚脐。

第四步：有转动方向的感觉，原地随之，有拉动的感觉，顺方向移动到新地方，继续意守肚脐。

第五步：20分钟至40分钟，留有余兴即结束。收功时，双手搓后腰81次，全身拍打，双回气三次，结束（双回气：双手捧气似球，举过头顶，贯入百会穴，双手下落，外导内行，至肚脐，双手下压，存入气海）。

此功法的适应证：房事过度肾不纳气，引起腰部不适。练此功时需要注意场地平整，有树为佳。移动时双脚在地面擦行，防止摔跤。

03 每日叩齿有益于护肾养生

"百物养生，莫先口齿。"牙齿是人体的重要器官，承担着保护消化道的重要任务。古代养生家对护齿很重视，总结出许多有关固齿保健的方法。其中，"叩齿"和"咽唾液"是其中重要的两项。

中医理论认为，牙齿与肾脏关系密切。"肾主骨，齿为骨之余"，意即肾脏能支持骨骼生长和骨髓的生成。牙齿是人体骨骼的一部分，牙齿松动，与肾气虚衰及气血不足有关。常叩牙齿，能强肾固精，平衡阴阳，疏通气血，畅通经络，从而增强机体的健康。现代医学研究证实，叩齿可对牙周组织进行生理性刺激，促进牙周组织的血液循环，兴奋牙神经和牙髓细胞，增强牙周组织的抗病能力和再生能力，使牙齿变得坚硬稳固，整齐洁白。

叩齿方法很简单。精神放松，口唇微闭，心神合一，默念叩击：臼牙三六,门牙三六,轻重交替,节奏有致。叩齿,每日早、晚各做一次。

04 常咽唾液有益于护肾养生

从传统养生观点来看,叩齿结束,辅以"赤龙搅天池",即叩齿后,用舌在腔内搅动,先上后下,先内后外,搅动数次,可按摩齿龈,加速牙龈部的营养血供,以聚集唾液,后可将唾液分次吞咽。

现代医学研究证实,唾液中含有球蛋白、氨基酸、各种酶和维生素等,这些物质能参与机体的新陈代谢和生长发育,增强补肾功能。中医理论认为,唾液能维持口腔的清洁,帮助浸湿、软化食物以利吞咽,之所以如此是因为唾液中含有淀粉酶,对食物有消化作用。所以历代的养生学家把唾液称之为"金津玉液",同精、血一样,是生命的物质基础。《黄帝内经》说:"脾归涎,肾归唾。"唾液与脾、肾二脏密切相关,对人体健康长寿、摄生保健起着不可估量的作用。明代医学家李时珍认为唾液有促进消化吸收,灌溉五脏六腑,滋阴降火,生津补肾,润泽肌肤毛发,滑利关节孔窍等重要作用。他说:"津既咽下,在心化血,在肝明目,在脾养神,在肺助气,在肾生精,自然百骸调畅,诸病不生。"但咽唾的方法贵在持之以恒,才能达到健身延年的目的。

05 房事补肾养生的两点小建议

健康的性生活可促进人体新陈代谢,防止早衰、脑老化。根据对长寿人口的调查,几乎大多数的长寿者都有经常而规律的性活动,有的人到了80岁高龄还保持着性活力,而且精力充沛。适度的性生活是其他任何方式不可代替的,其作用也是任何方式不可比拟的,其对人体的益处有许多种。

(1)忌纵欲竭精:中医补肾养生十分重视"精""气""神"对生命

活动及其过程的意义,更因为"肾藏五脏六腑之精",事关人的生殖、发育和生长衰老,而被推崇为"先天之本"。因此,中医补肾养生将"纵欲竭精"视作人类不能安享"天年"(自然寿命)而夭折早衰的最根本原因。"宝精行气"观念,即是在中医补肾养生精气神学说及其养生理论与实践的基础上逐渐发展而形成的。所谓"宝精",指中医补肾养生历来所强调的惜精、护精、固精的养生观念;"行气",指合理运用吐纳、引导、存想等养生方法。两者的结合,进一步强化了"节欲保精"的基本理念。所以就房中养生而言,"宝精"的着眼点在于惜精和护精,使精气尽可能地减少耗损;"行气"的目的在于固精和养精,使人精气充盈、持满,行房有度,合房有术。

(2)宜知用进废退:人是一个整体,任何一个系统或者器官长期不使用,其功能就会衰退、退化,都会导致整个机体衰老的到来。实际上这是一个自然法则,即"用进废退"。我们保护性功能,应该像保护自己的心血管、呼吸和消化系统的功能一样重要。现代医学证实,和谐的性生活有许多好处。正常的性生活,不但有利于心理,而且可以调节整个器官的功能,保持一种最佳状态,这样人也就不至于过早地衰老,反而会延缓衰老。

06 炼精化气强肾法

本法具有壮阳振颓、生精固本的功效,适用于防治阳痿、阴冷、遗精、早泄、带下、子宫脱垂等病症,也可用作强身抗衰的保健锻炼功法。

方法:取坐位,两脚分开,两足着地,并相互平行,两臂自然下垂,两手轻置大腿上,全身松弛自然,以端正、舒适、安稳为度。坐定后静心凝神,排除杂念,将意念集中于脐(神阙)部,内视丹田的同时,两耳返听丹田(将耳穴以意封闭,仿佛倾听丹田内的动静,做到对外界声音一概听而不闻）；同时调匀呼吸，保持呼吸自然悠长即可，如能取腹式呼吸更好，在此基础上逐渐入静。女性可意守气海、关元。初习者一时难以入静，可用数息法（默数呼吸次数）协助收敛心神，调匀气息。待内观入静稍有基础，便可进入下一步的"吐纳"修习。

入静后片刻，便可配合以腹式呼吸的吐纳锻炼。先在徐徐吐出浊气的同时，用意将小腹内收，存想前腹似与后腰相贴，吸气时缓缓复原，并于吸气末稍稍闭气，如此反复2～3次。呼吸吐纳时气息要保持深悠细长，意念应始终静守丹田。

吐纳练习至丹田自然而然出现发热或跳动感时，可以意引导至命门处，静守命门。待命门出现上述感觉时，再以意引至会阴部（肛门与外生殖器之间）。在意守上述部位而出现阳举或欲射精感时，可急行吸、贴、提、闭四字诀以"炼精化气"：即先意守丹田，随即用意由龟头（或前阴部）向后阴吸摄，经会阴、尾闾上提，由夹脊、玉枕而上，过泥丸至上丹田（双目间）守住；在经会阴、尾闾上提的同时，闭口咬牙，舌抵上腭，提紧手足，紧缩肛门，并向上提肛。意守上丹田片刻后，连同口中的津液下咽，以意送入中丹田（心窝部膻中），待阴茎软后收功。收功时，意想真气围绕中丹田旋转，从左向右上方左旋，周圈由小到大，共36圈；稍停，反方向右旋，由小到大，共24圈。然后将双手搓热，搓摩颜面部收功。

07 什么是拔罐补肾法

火罐补肾固精源远流长，历史悠久，在民间尤为流行。初始，人们并不具有明确的目的和预见，只是作为求生获救的本能措施。从黄河流域出土的陶罐、北方畜牧区到现在仍在使用的角罐、南方以竹筒做成的竹罐等，均可说明火罐及火罐疗法确与生活密切相关，源于生活又高于生活，成长于同疾病做斗争的过程中。古称火罐疗法为角法，因为当时

第6章 生活中其他的护肾养生法

多用动物之角作为治疗工具,角法之说沿用了相当长的时间,湖南马王堆汉墓出土的《五十二病方》中有汉代陶制火罐,色暗红,以此可以推测,汉代及汉代以前就已应用陶罐治病了。到了唐代又有了竹制罐,并且记录了水煮拔罐法,大大丰富了拔罐疗法的治疗内容。现在常用的火罐疗法,即运用特殊的玻璃罐或陶罐、竹罐,借助热力,排出罐内空气,以使罐内形成负压,吸附在皮肤或穴位上,引起皮肤充血或瘀血的治疗方法。

08 拔罐补肾固精法的作用

1. 负压作用

国内外学者研究发现,人体在火罐负压吸拔的时候,皮肤表面有大量气泡溢出,从而加强了局部组织的气体交换。通过检查,也观察到,负压使局部的毛细血管通透性变化和毛细血管破裂,少量血液进入组织间隙从而产生瘀血,红细胞受到破坏,血红蛋白释出,出现溶血现象。在机体自我调整中产生行气活血、舒筋活络、消肿止痛、祛风除湿等功效,起到一种良性刺激,促使其恢复正常功能。

2. 温热作用

拔罐法对局部皮肤有温热刺激作用,以大火罐、水罐、药罐最明显。温热刺激能使血管扩张,促进以局部为主的血液循环,改善充血状态,加强新陈代谢,使体内的废物、毒素加速排出,改变局部组织的营养状态,增强血管壁通透性、白细胞和网状细胞的吞噬活力,以及局部耐受性和机体的抵抗力,起到温经散寒、清热解毒等作用,从而达到促使疾病好转的目的。

3. 调节作用

拔罐法的调节作用是建立在负压或温热作用的基础之上的,首先是对神经系统的调节作用,由于给予机体一系列的良性刺激,作用于神经系统末梢感受器，经向心传导，达到大脑皮层；其次拔罐法对局部皮肤的温热刺激，通过皮肤感受器和血管感受器的反射途径传到中枢神经系统，从而发生反射性兴奋，借以调节大脑皮质的兴奋与抑制过程，使之趋于平衡，并加强大脑皮层对身体各部分的调节功能，使患部皮肤相应的组织代谢旺盛，促使机体恢复功能，阴阳失衡得以调整，使疾病逐渐痊愈。

09　常用火罐的吸拔方法

利用燃烧时火焰的热力，排出空气，使罐内形成负压，将罐吸着在皮肤上，有下列几种方法。

1. 投火法

用小纸条点燃后，投入罐内，不等纸条烧完，迅速将罐罩在应拔的部位上，这样纸条未燃的一端向下，可避免烫伤皮肤（图1）。

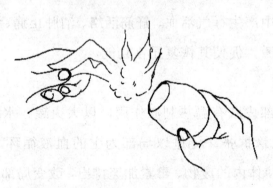

图1　投火法

2. 闪火法

先用干净毛巾蘸热水将拔罐部位擦洗干净，然后用镊子镊紧棉球稍蘸酒精，火柴燃着，用闪火法往玻璃火罐里一闪，迅速将罐子扣在皮肤上（图2）。

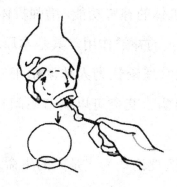

图 2 闪火法

3. 架火法

用一不易燃烧的、不易传热的直径 2～3 厘米的块状物,放在应拔的部位上,上置小块酒精棉球,点燃后将火罐扣上,可产生较强的吸力(图 3)。

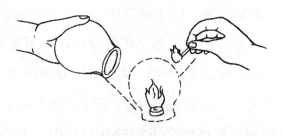

图 3 架火法

10 不要轻视艾灸的补肾作用

艾灸是中医学中防病治病、养生延寿的一种简便易行而又切实有效的方法。它是用易燃的艾绒等在体表经穴或患病部位进行烧灼、熏烤,借助药物温热的刺激,通过经络的传导,起到温通气血、扶正祛邪的作用,从而达到保健养生、防病治病的目的。

艾灸能健身、防病、治病,在我国已有数千年历史。早在春秋战国时期,人们已经开始广泛使用艾灸法,如《庄子》中有"越人熏之以艾",《孟子》中也有"七年之病求三年之艾"的记载。历代医学著作中更比比皆是。艾灸能激发、提高机体的补肾功能，增强机体的抗病能力。艾灸防病、治病的作用大多源于艾灸的补益作用，其基本原理如下。

一是调节阴阳：中医理论认为人体阴阳平衡，则身体健康，而阴阳失衡人就会发生各种疾病。艾灸可以调节阴阳补益的作用，从而使失衡之阴阳重新恢复平衡。

二是调和气血：中医理论认为气是人的生命之源，血为人的最基本物质，气血充足，气机条达，人的生命活动才能正常。艾灸可以补气、养血，还可以疏理气机，并且能升提中气，使得气血调和以达到养生保健的目的。

三是温通经络：中医理论认为经络是气血运行之通路，经络通畅，则利于气血运行，营养物质之输布。寒湿等病邪侵犯人体后，往往会闭阻经络，导致疾病的发生。艾灸能借助其温热肌肤的作用，温暖肌肤经脉，活血通络，以治疗寒凝血滞、经络痹阻所引起的各种病症。

四是扶正祛邪：中医理论认为"正气存内，邪不可干"。人的抵抗力强，卫外能力强，疾病则不易产生，艾灸通过对某些穴位施灸，如大椎、足三里、气海、关元等，可以培扶人的正气，增强防病治病的能力，而艾灸不同的穴位和部位可以产生不同的补益作用。无论是调节阴阳、调和气血，还是温通经络、扶正祛邪，艾灸都对人体起到了直接的或间接的补益作用，尤其对于虚寒证，所起的补益作用尤为明显。正是这种温阳补益、调和气血的作用，帮助人们达到防病治病、保健养生的目的。

11 艾灸补肾养生宜选的穴位

补肾养生保健灸尤其容易，因为取穴不多，便于掌握，只要经过一般医师的指导，或者按图取穴，就可以自己操作，达到保健的目的。保健灸时，关键的问题在于取穴和操作技术。历代医学家曾经把以下穴位作为养生保健的要穴，认为经常施灸可以延年益寿。

足三里

足三里穴位于膝关节髌骨下,髌骨韧带外侧凹陷中,即外膝眼直下四横指处(图4)。古今大量的针灸临床实践都证实,足三里是一个能防治多种疾病、强身健体的重要穴位。它具有调理脾胃、补中益气、通经活络、疏风化湿、扶正祛邪之功能。针灸学家也十分推崇足三里穴的养生保健和临床治疗作用,认为足三里不仅具有延年益寿的作用,还能够治疗腹痛、腹胀、食欲不振、痛经、痹证、耳鸣等多种疾病。现代医学研究也证实,艾灸刺激足三里穴,可使胃肠蠕动有力而规律,并能提高多种消化酶的活力,增进食欲,帮助消化。艾灸足三里穴能治疗消化系统的常见病,如胃十二指肠球部溃疡、急性胃炎、胃下垂等,解除急性胃痛的效果尤其明显。

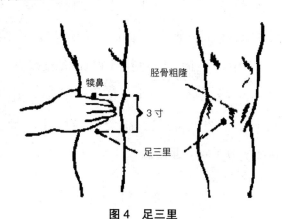

图4 足三里

三阴交

三阴交在内踝尖直上约三寸处,胫骨后缘。从内踝至阴陵泉折作十三寸,当内踝正中直上三寸之处取穴。或以本人示指、中指、无名指、小指四指并拢放于内踝尖上便是。施灸者最好咨询医师,让其做好标记,以便施灸准确。

三阴交穴有主治肝、脾、肾三脏的作用,此穴属脾经,有健脾和胃化湿、疏肝益肾、调经血、主生殖之功效。临床用于治疗泌尿、生殖及消化系统疾病。对于小便不利、膀胱炎、急慢性肾炎、阳痿、遗精、月经不调、痛经、带下、经闭、功能性子宫出血、不孕症、子宫收缩无力等症效果明显。灸三阴交对消化系统、神经系统、心血管系统以及其他系统的各种疾病都有明显的治疗作用，经常施灸对中老年人有强壮保健作用。

关 元

中医认为关元为一身之元气所在，为男性藏精、女性蓄血之处。艾灸关元对于慢性胃炎、泌尿生殖系统疾病（如肾炎、慢性子宫病、夜尿、遗精、早泄、阳痿、性功能减退、缩阳症、月经不调、痛经、盆腔炎、赤白带、功能性子宫出血、不孕症、子宫下垂、女性阴冷等症）有较为明显的治疗与保健作用。对于全身性疾病以及其他系统疾病，如慢性腹痛、腹胀、元气不足、少气乏力、精神不振、中老年亚健康状态都有一定的治疗作用。关元穴位于腹部之正中线上脐下三寸。使患者仰卧，由脐中至耻骨联合上缘折作五寸，在脐下三寸处取穴。施灸时最好让医师做好标记，以便自己施灸或家人施灸万无一失。

命 门

命门穴，为人体的长寿大穴。其位于后背两肾之间，第二腰椎棘突下，与肚脐相平对的区域。命门的功能包括肾阴和肾阳两个方面的作用。现代医学研究表明，命门之火就是人体阳气，从临床看，命门火衰的病与肾阳不足证多属一致。补命门的药物多具有补肾阳的作用。经常艾灸命门穴可强肾固本，温肾壮阳，强腰膝固肾气，延缓人体衰老，疏通督脉上的气滞点，加强与任脉的联系，促进真气在任、督二脉上的运行，并能治疗阳痿、遗精、脊强、腰痛、肾寒阳衰、行走无力、四肢困乏、腿部浮肿、耳部疾病等症。

12 艾灸补肾养生的操作方法

艾灸补肾养生的具体操作方法是：使用艾绒制成的艾炷、艾卷，点燃后，在身体相应的穴位上施行熏灸，以温热性刺激，通过经络腧穴的作用，以达到治病防病、提高补肾力的目的。由于艾灸补肾养生方法独特，且操作方便，易于为一般人群接受，已成为一种备受喜爱的保健方法。具体来说可采用以下几种操作方法。

艾条灸

艾条是取纯净细软的艾绒24克，平铺在26厘米长、20厘米宽的细草纸上，将其卷成直径约1.5厘米圆柱形的艾卷，要求卷紧，外裹以质地柔软疏松而又坚韧的桑皮纸，用胶水或糨糊封口而成。也有每条艾绒中渗入肉桂、干姜、丁香、独活、细辛、白芷、雄黄各等分的细末6克，则成为药条（图5）。施灸的方法分温和灸和雀啄灸。

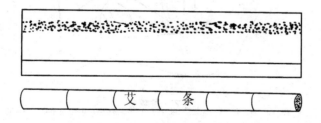

图5 艾卷式样图

（1）温和灸：施灸时将艾条的一端点燃，对准应灸的腧穴部位或患处，距皮肤2～3厘米，进行熏烤。熏烤使患者局部有温热感而无灼痛为宜，一般每处灸5～7分钟，至皮肤红晕为度。对于昏厥、局部知觉迟钝的患者，医者可将另一手的示指、中指分开，置于施灸部位的两侧，这样可以通过医者手指的感觉来测知患者局部的受热程度，以便随时调节施灸的距离来防止烫伤（图6）。

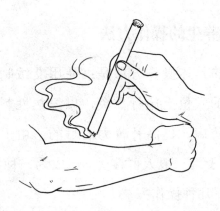

图6 温和灸

（2）雀啄灸：施灸时，将艾条点燃的一端与施灸部位的皮肤并不固定在一定距离，而是像鸟雀啄食一样，一上一下活动地施灸。另外，也可均匀地上、下或向左、右方向移动，或做反复的旋转施灸（图7）。

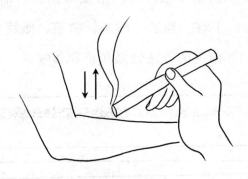

图7 雀啄灸

温灸器灸

温灸器灸是用金属特制的一种圆筒灸具，又称温筒灸。其筒底有尖有平，筒内套有小筒，小筒四周有孔。施灸时，将艾绒或加掺药物装入温灸器的小筒，点燃后，将温灸器的盖子扣好，即可置于穴位或应灸部位进行熨灸，直至所灸部位的皮肤红润为度。温灸器灸有调和气血，温中散寒的作用（图8）。

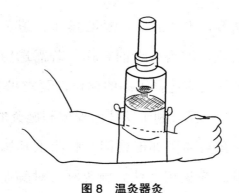

图 8　温灸器灸

间接灸

间接灸是用药物将艾炷与施灸部位的皮肤隔开，进行施灸的方法。如隔姜灸、隔蒜灸等（图9）。

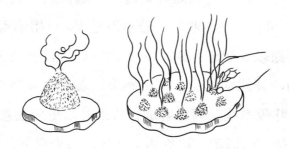

图 9　间接灸

（1）隔姜灸：是将鲜姜切成直径2～3厘米、厚0.2～0.3厘米的薄片，中间以针刺数孔，然后将姜片置于应灸的腧穴部位或患处，再将艾炷放在姜片上点燃施灸。当艾炷燃尽，再易炷施灸。灸完所规定的壮数，以使皮肤红润而不起泡为度。

（2）隔蒜灸：用鲜大蒜头，切成厚0.2～0.3厘米的薄片，中间以针刺数孔，然后置于应灸腧穴或患处，然后将艾炷放在蒜片上，点燃施灸。待艾炷燃尽，易炷再灸，直至灸完规定的壮数。

13 艾灸补肾养生的几点建议

施术者应严肃认真，专心致志，精心操作。施灸前应向患者说明施术要求，消除恐惧心理，取得患者的合作。若需选用瘢痕灸时，必须先征得患者同意。临床施灸应选择正确的体位，要求患者的体位平正舒适，既有利于准确选定穴位，又有利于艾炷的安放和施灸的顺利完成。

灸治应用广泛，虽可益阳亦能伤阴，临床上凡属阴虚阳亢、邪实内闭及热毒炽盛等病症，应慎用灸法。施灸时，对颜面五官、阴部、有大血管分布等部位不宜选用直接灸法，对于妊娠期妇女的腹部及腰骶部不宜施灸。在施灸或温针灸时，要注意防止艾火脱落，以免造成皮肤及衣物的烧损。

灸疗过程中，要随时了解患者的反应，及时调整灸火与皮肤间的距离，掌握灸疗的量，以免造成施灸太过，引起灸伤。灸后若局部出现水泡，只要不擦破，可任其自然吸收。若水泡过大，可用消毒针从泡底刺破，放出水液后，再涂以龙胆紫药水。对于化脓灸者，在灸疮化脓期间，不宜从事体力劳动，要注意休息，严防感染。若有继发感染，应及时对症处理。此外，对呼吸系统疾病患者进行灸治时，更应注意。施术的诊室，应注意通风，保持空气清新，避免烟尘过浓，污染空气，伤害人体。

14 生活中肾虚患者性生活的宜与忌

性生活细节不但能够决定身体健康，而且与每个人的性功能和男性前列腺的健康紧密相关。现代医学研究认为，除了遗传因素影响个人的身体健康和性能力以外，每个人的生活方式尤其是与性健康有关的生活细节，可能是其身体健康与性健康的最主要因素。有关专家对人们生活方式和细节进行研究后，得出结论：生活方式和生活细节（如饮酒、抽烟）、运动习惯与男性前列腺健康有关，进一步地说，在生活方式和生活细节上有问题的人群，往往是前列腺疾病的高发人群。

（1）忌忍而不泄：有的人由于受传统观念的影响，把性生活过程中的泄精，当成有损元气，而忍而不泄，其实这样是有害的，主要有以下几点。

①男女双方都得不到性的满足：射精是一种正常生理过程，不仅可产生性快感，得到性满足，使男女双方性生活和谐，而且可使家庭生活美满，充满乐趣。强忍不射必将失去这种生活乐趣，使双方都得不到满足。

②忍精不射容易发生性功能紊乱：性反应过程是一种自然过程，人为地加以干扰或控制会使性功能发生紊乱，忍精是通过大脑克制的，这种克制可产生抑制作用，容易发生性功能障碍。有些人患有不射精症，就是因为"强忍"引起的。

③逆行射精造成不育：性高潮时输精管、精囊、前列腺和尿道肌肉发生节律收缩，射精必须发生，克制也无济于事。如果强行用手捏住使精液不能排出，精液往往会被迫向后方冲破膀胱内口进入膀胱，形成"逆行射精"。长期如此可形成条件反射，使逆行射精经常发生，造成不育。

④易出现性功能障碍或神经衰弱：有些人强忍不射怕丢失精液，认为精液是人体的精华。实际上精液不过是一种分泌物，不通过射精排出，必然由遗精或随着排尿而流失。存在这种想法往往是多种性功能障碍或神经衰弱的根源。

（2）忌情志过激：性生活要心意平和，不可过分激动。唐代医学家孙思邈说："大喜大悲，皆不可交阴阳。"而且指出："人有所怒，血气未定，因以交合，令人发痈疽。"《寿世保元》亦指出："恐惧中过性生活，阴阳偏虚，自汗盗汗，积而成劳。"由于有其他外部因素，中老年性生活过程中，男女双方，恐惧不释，轻者伤害身体，重者可使男性阳痿不举。现代医学认为情志过激过性生活，过于高兴，一会引起早泄，二会诱发心血管疾病。

中医认为七情太过为过性生活之大忌，即过喜、过怒、过忧、过思、过悲、过恐、过惊对于房事都没有益处。

（3）忌疲劳过度：在身体疲乏、体力和脑力疲惫、精力不足时，应避免房事，否则会损伤肾气，伤害身体。男女双方，有一方精力不济，易引起早泄，草草了事，影响性生活的和谐。《黄帝内经·素问》指出，因而强力，肾气乃伤，高骨乃坏。强力过性生活则精耗，精耗则伤肾，肾伤则髓气内枯，腰痛不可俯仰。所以说欲不可强求，尤其是年老体弱者，更应慎之。

（4）忌体外排精：在性交过程中，临射精时将阴茎抽出阴道，精液排于体外，能避免受孕。但是，在射精之前可有少量精液流出，导致避孕失败，故只能作为临时应急措施。体外排精对男女的性感受都有不良影响。许多男性从生理或心理上不能接受体外排精法，为了恰到好处地抽出阴茎，不得不时时留意。某些男性在这种精神压力下可导致阳痿，特别是有早泄者更易发生阳痿。体外射精对女方也有很大的影响。当女性的性紧张和性兴奋程度已临界高潮时，正常的性交中断，高潮再也不能出现，充血和神经刺激略有下降，然后持续在一个较高的水平线上。这种没有性高潮的性行为，性紧张要比射精前大得多，需要很长时间心理和生理才能恢复正常。这对女子来说是个难耐的过程，体外排精不可取。

（5）忌病中过性生活：患病时行房，损伤肾精，往往使病情加重，尤其是虚劳病证，更应禁忌。疾病初愈，气力未复，故不宜过性生活，否则易致疾病复发或延迟康复。另一个原因是，由于缺乏医学知识，夫妻间若一人患传染性疾病且在急性期，如果此时过性生活，很容易传染给对方。如病毒性肝炎、肺结核、流行性感冒等，密切接触传播得最直接；若患上疥疮、癣等皮肤病，同床共枕更是便于传染给对方。此外，妻子若患真菌性阴道炎或阴道滴虫，在性接触中易传染给丈夫。若一方患有性传染性疾病更应避免在疾病传染期过性生活。

（6）忌浴后过性生活：浴后立即过性生活会引起性功能障碍，对健康有危害。因为人体内各个脏器的血液分布是有一定量的。如一个体重为60千克的人，在安静状态下，每分钟流经肾脏的血液约1200毫升；流经脑和脊髓的有750毫升；流经肝、脾等内脏的有1500毫升；流经骨骼肌的有850毫升；流经心肌的有250毫升；流经皮肤的有450毫升；流经其他部位的有350毫升，总共约为5400毫升。当一个器官工作加重，其他器官的血液就会流向它。当过性生活时需要大量的血液流向性器官，而浴后血液大量地存积在皮肤浅表的血管中，造成性器官供血不足影响性功能，所以浴后不宜立即过性生活。高血压、冠心病、贫血患者，浴后会出现相应器官的缺血，性生活后往往会造成严重后果。

（7）忌忍大小便过性生活：《养生延命录》指出，"忍小便过性生活者，得淋，茎中痛。"膀胱充盈即欲小便，这时不先排小便而行房事，充盈的尿液易于渗漏到开口的射精总管及前列腺排泄管，尿液的化学刺激易致后尿道的无菌性炎症，造成尿意不尽、尿频等症状。欲大便而先行房事，使肠道郁滞，气血运行不畅，造成肛门病变，故古代医家说："忍大便行房欲得痔。"

（8）忌饱食过性生活：中老年人亦不可饱食过性生活。古人说："饱食过房室，劳伤血气，流溢渗入大肠时，便清血，腹痛，病名肠癖。"现代医学研究表明，过饱可使肠胃受损而影响情绪与睡眠，情绪与睡眠较差又会影响进食，从而形成恶性循环。在此种情况下多感疲惫不堪，自然又会影响性生活的和谐。为了中老年人的身体健康、性生活的和谐，"宜少忌多"应成为中老年的饮食准则。尤其是老年人胃肠道消化功能降低，如果饮食过量，极易造成胃肠负担过重，出现嗳气、腹胀、腹泻等症状。长此以往易导致肾精化源不足，性功能衰退。

（9）忌饥饿过性生活：中老年人亦不可饥饿过性生活。饥饿过性生活也是房室养生的大忌，饥饿过性生活同样会损害健康，对健康造成不利的影响。古人说："肚饥交感百神悲，气出神昏五脏衰，此是仙家名百福，一交胜似百交疲。"所以房事前宜补充营养，当房室劳累与紧张时，很可能出现头昏气短、精力涣散的现象，素体较弱者尤是如此。所以房事前在饮食中应有意识地多吃些富含蛋白质的食物，如牛奶、鸡蛋等，并注意均衡摄取多种营养素，才可使体内营养充足而精力充沛。

（10）忌性生活后喝凉水：性生活是一项精神、心理和身体的剧烈活动，如果性生活后马上喝凉水，只是身体得到了暂时的舒服，这样不仅不利于精神的恢复，还会对身体产生很多不良的影响。虽然房事后喝凉水的诸多危害现在还没有得到充分的论证，但它对胃肠道和血压的影响已越来越显而易见。在"同床"过程中，周身的血液循环加快，迷走神经兴奋，血管扩张，会表现为血压升高、心跳加快、胃肠蠕动增强、皮肤潮红、汗腺毛孔开放而多汗等情况。如果在性生活后急着喝凉水，会导致周身的血管收缩，如胃肠道的血管在充血状态未恢复之前，突然遇冷收缩，易引起胃肠不适或绞痛，甚至是胃痉挛；凉水还会刺激已扩张的心脑血管，导致血压的变化，对有心脑血管病的人来说，容易诱发心脑血管疾病；性器官充血时喝冷水，还可能使有些敏感体质的人出现下腹坠胀等不适。所以，如果感到口渴时，不妨先饮少量温水。

第7章 补肾要学会常用中药的使用

补肾药物有很多，如韭子、锁阳、覆盆子、蛤蚧、雄蚕蛾等。在运用补肾药时，应注意两点：一是必须确定哪些是肾阳虚，而不是肾阴虚；二是注意不要一味的补阳气，因为这些药物多为温热药，长期应用易耗损肾阴，使肾气更为不足。古人认为，善补阳者必从阴中求阳。因此正确的用法是在补阴药的基础上加用补阳药，常用的补阴药有很多，如地黄、山萸肉、元参、女贞子、旱莲草、何首乌、阿胶、龟板、鳖甲等，可以根据情况选用。

01 补肾的几种常用中药

时下，社会上补肾之风盛行，于是各种补肾药令人心动，人们不知如何选购。然而，作为纯中药的补肾药或保健品，其配方虽不一样，但不外乎是几种常见中药的不同组合罢了。如能正确地选择适合于自己的补肾药或保健品，对于提高身体素质，确实能起到一定的作用。

中医认为，肾为先天之本，肾有主骨生髓、藏精纳气之功能。肾阳虚会出现怕冷、肢凉、腰背酸痛、阳痿、早泄、性欲减退、浮肿、尿少、面色无华、舌体肥胖、小便清长等症状。如临床上表现为衰弱症的慢性肾炎、肾上腺皮质功能减退、甲状腺功能低下、神经衰弱症等，对于肾阳虚所致的以上诸症，应该选用补肾壮阳的药物治疗。

具有补肾壮阳效果的中药很多，如附子、干姜、肉桂、肉苁蓉、仙茅、淫羊藿、阳起石、骨碎补、巴戟天、川续断、狗脊、补骨脂、山药、胡桃肉、金樱子、益智仁、桑螵蛸、覆盆子、菟丝子、鹿茸等。在临床上使用这些药物治疗时，还要根据患者的表现、症状、舌质、舌苔变化及脉象，随症加减用药。如伴有阳痿早泄时用芡实、金樱子、阳起石、莲子肉等配伍；伴有水肿时常与泽泻、车前子、茯苓、猪苓等药物配伍；伴有小便多，遗尿时常与益智仁、桑螵蛸、覆盆子等配伍。患者体虚或气喘、肢凉时，又常与附子、党参、黄芪、龙骨、牡蛎等药物配伍。常用的补肾壮阳方剂有右归丸、金匮肾气丸、缩泉丸、真武汤及五苓散等，均可随症加减选用。

鹿 茸

【来源】为脊椎动物鹿科梅花鹿鹿茸或马鹿等雄鹿头上尚未骨化而带毛茸的幼角。

【性味归经】甘、咸，温。归肾、肝经。

【功效】补肾阳，益精血，强筋骨，调冲任，托疮毒。

【应用】

（1）补肾阳：用于肾阳不足，精血亏虚的阳痿早泄、宫寒不孕、尿频不禁、头晕耳鸣、腰膝酸痛、肢冷神疲等症。可单用，也可配人参、熟地、枸杞子等，如参茸固本丸。

（2）益精血，强筋骨：用于肝肾精血不足的筋骨痿软，小儿发育不良，囟门过期不合，齿迟，行迟等。多配熟地、山药、山萸肉等，如加六味地黄丸。

（3）调冲任：用于冲任虚寒，带脉不固的崩漏不止、带下过多。可配当归、乌贼骨、蒲黄等。

（4）托疮毒：用治疮疡久溃不敛，脓出清稀，或阴疽内陷不起。可

第7章 补肾要学会常用中药的使用

配黄芪、当归、肉桂等。

【用法用量】研细末，一日三次分服，1～3克。如入丸散，随方配制。

【使用注意】服用本品宜从小量开始，缓缓增加，不宜骤用大量，以免阳升风动，头晕目赤，或助火动血，而致鼻衄。凡阴虚阳亢，血分有热，胃火盛或肺有痰热，以及外感热病者，均应忌服。

【说明】鹿茸具有壮元阳、益精髓、补气血、强筋骨的功效。凡属肾阳虚所致疲乏无力、精神萎靡、肢凉怕冷、阳痿滑精、小便失禁、大便溏稀、腰背酸痛、心悸头晕、耳聋眼花、妇女宫冷不孕、小儿发育迟缓等均可用鹿茸治疗。它适于治疗精亏兼阳虚引起的一切病症，老年人、中青年及兼阴虚内热（常见咽干、五心烦热等症）者忌用。鹿茸可单独应用（如研成细粉冲服或制成鹿茸精等补剂服用），也可在其他方剂中配伍同服。现代医学研究也证实，鹿茸内含有多种氨基酸、三磷腺苷、胆甾醇、雌酮、脂溶性维生素、卵磷脂、脑磷脂等。这些物质除能促进人体的生长发育、壮阳外，还能增强人体的免疫功能，因此鹿茸作为一种中药补剂深受患者欢迎。

补益调养：

①取鹿茸3克，放于碗内加水适量，隔水炖服，或与肉共炖食之。适用于精衰血少、头晕眼花等症。②乌鸡1只（300克左右），掏膛，洗净后加鹿茸6～9克，加调料、盐适量，炖烂。每日服1次，分3次服完。适用于肾虚精亏，久婚不育，妇女小腹发凉，月经不调及精血淡少，腰酸乏力等症。

巴戟天

【性味归经】甘、辛，微温。归肾、肝经。

【功效】补肾助阳，祛风除湿。

【应用】

（1）补肾助阳：用于肾阳虚弱的阳痿、尿频、宫冷不孕、月经不调、少腹冷痛。配人参、山药、覆盆子等，可治阳痿、不孕；配益智仁、桑螵蛸、菟丝子，可治小便不禁。用治不孕，月经不调，少腹冷痛，可配良姜、肉桂、吴茱萸等，如巴戟丸。

（2）祛风除湿：用于肝肾不足的筋骨痿软、腰膝疼痛，或风湿久痹、步履艰难，常配杜仲、萆薢等，如金刚丸。

【用法用量】煎服，10～15克。

【说明】巴戟天生于山谷、溪边或山地树林下，有栽培，花期4－7月，果期6－11月。分布于江西、福建、广东、海南、广西等地。栽培品6～7年即可采收。秋冬季采挖，挖出后，剪去茎叶须根晒至六七成干，用槌打扁，晒至全干或蒸约半小时后晒至半干，再槌扁晒干。巴戟天呈扁圆柱形，略弯曲，长度不等，直径1～2厘米。巴戟天表面灰黄色，粗糙，具纵纹，外皮横向断裂而露出木部，形似连珠，质坚韧，断面不平坦，皮部厚，淡紫色，易与木部剥离，木部黄棕色，无臭，味甘，微涩。以条粗、连珠状、肉厚、色紫者为佳。巴戟天适宜身体虚弱、精力差、免疫力低下、易生病者。凡火旺泄精、阴虚水乏、小便不利、口舌干燥者皆禁用。

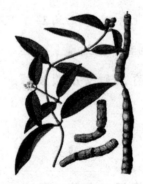

图1 巴戟天

第7章 补肾要学会常用中药的使用

淫羊藿

【来源】为小檗科多年生草本植物淫羊藿（图2）及同属其他植物的全草。

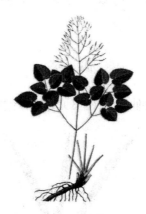

图2　淫羊藿

【性味归经】辛、甘，温。归肝、肾经。

【功效】温肾壮阳，祛风除湿。

【应用】

（1）温肾壮阳：用于肾阳虚的阳痿，不孕及腰膝无力等症。可单味浸酒服，如淫羊藿酒；亦可配伍熟地、枸杞子、巴戟天等，如赞育丸。

（2）祛风除湿：用于风寒湿痹的肢体麻木及肝肾不足的筋骨痹痛等症，可配威灵仙、苍耳子、桂心等，如仙灵脾散。此外，现代用于肾阳虚的喘咳及妇女更年期的高血压等，有较好疗效。

【用法用量】煎服，5～10克。亦可浸酒、熬膏或入丸、散。

【说明】传统中草药淫羊藿是天然的"伟哥"。研究人员对一些传统、具有壮阳效用的中草药进行取样分析，发现淫羊藿含有类似5型磷酸二酯酶（PDE5）抑制剂的成分，后者是伟哥的主要成分。研究人员认为，相较于西药而言，淫羊藿的副作用可能更小，易于推广使用。淫羊藿治疗男科疾病，也是我国医学界一直在探讨和研究的重点，有些医院还在研究利用其有效提取物治疗早泄。据有关研究介绍,淫羊藿有雄性激素样作用,通过促进精液分泌,使精囊充盈后,反过来又刺激感觉神经,从而激发性欲使得阴茎勃起。同时,淫羊藿还有抑制血管运动中枢、扩张周围血管、使血压下降的功效,对脊髓灰质炎病毒、白色葡萄球菌等也有抑制作用。

仙 茅

【来源】为石蒜科植物仙茅(图3)的干燥根茎。

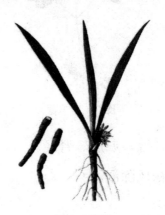

图3 仙茅

【性味归经】辛,热。有毒。归肾、肝、脾经。

【功效】温肾壮阳,祛寒除湿。

【应用】

(1)温肾壮阳:用于肾阳不足,命门火衰的阳痿精冷、小便不禁等。常配淫羊藿、菟丝子等。

(2)祛寒除湿:用于肾虚腰膝痿软,筋骨冷痛,或寒湿久痹。也可用于脾肾阳虚的脘腹冷痛、泄泻等。可配补骨脂、干姜、人参、白术等。本品辛热性猛,能壮肾阳,祛寒湿。

【用法用量】煎服或浸酒服,3~10克。

【使用注意】阴虚火旺者忌服。因本品有小毒,只宜暂用,不可久服。

补骨脂

【来源】为豆科一年生草本植物补骨脂的干燥成熟种子（图4）。

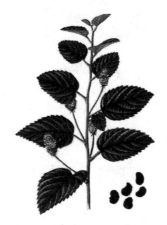

图4 补骨脂

【性味归经】辛、苦，温。归肾、脾经。

【功效】补肾壮阳，固精缩尿，温脾止泻。

【应用】

（1）补肾壮阳：用于肾阳不足，命门火衰，腰膝冷痛，阳痿。阳痿可配菟丝子、胡桃、沉香等；腰膝冷痛可配杜仲、胡桃等，如青娥丸。

（2）固精缩尿：用于遗精，尿频，遗尿等。可配破故纸、茴香等，治肾气虚冷，小便频数。

（3）温脾止泻：用于脾肾阳虚的泄泻，能补肾阳以暖脾止泻。常配五味子、肉豆蔻、吴茱萸同用，如四神丸。此外，还治白癜风。研末用酒浸制成20%～30%酊剂，外涂局部。

【用法用量】煎服，6～15克。外用适量。

【使用注意】本品性温燥，能伤阴助火，故阴虚火旺及大便秘结者忌服。

益智仁

【来源】为姜科多年生草本植物益智的成熟果实（图5）。

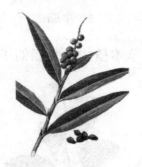

图5 益智仁

【性味归经】辛,温。归肾、脾经。

【功效】温肾固精缩尿,温脾开胃摄唾。

【应用】

(1)温肾固精缩尿:用于肾气虚寒之遗精,滑精,遗尿,尿频,夜尿增多等。能补肾助阳,且性兼收涩,善于固精缩尿,常与山药、乌药同用,即缩泉丸。

(2)温脾开胃摄唾:用于脾寒泄泻,腹中冷痛,多配伍党参、白术、干姜等,以增强疗效。用于中气虚寒,口多涎唾等,可配党参、白术、陈皮等。

【用法用量】煎服,3～10克。

【使用注意】本品燥热,能伤阴助火,故阴虚火旺或因热而患遗精、尿频、崩漏等症均忌服。

海狗肾

【来源】为海豹科动物海豹或海狗的阴茎或睾丸。

【性味归经】咸,热。归肾经。

【功效】补肾壮阳。

【应用】

补肾壮阳:用于肾阳衰惫的阳痿精冷、腰膝酸软及精少不育等。治阳痿精冷，常配人参、鹿茸、附子等；治精少不育，配人参、鹿茸、紫河车、淫羊藿等。

【用法用量】研末服，每次1～3克，日服2～3次。入丸、散或浸酒服，可随方定量。

肉苁蓉

【来源】为列当科一年生寄生植物肉苁蓉的干燥带鳞叶的肉质茎（图6）。

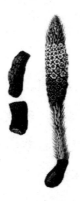

图6　肉苁蓉

【性味归经】甘、咸，温。归肾、大肠经。

【功效】补肾助阳，润肠通便。

【应用】

（1）补肾助阳：用于阳痿、不孕、腰膝冷痛或筋骨无力。本品补肾阳，益精血。用于肾阳不足，精血亏虚的阳痿，可配熟地、菟丝子、五味子等，如肉苁蓉丸；治不孕，可配鹿角胶、当归、熟地、紫河车等；治腰膝酸软，筋骨无力，可配巴戟天、萆薢、杜仲等，如金刚丸。

（2）润肠通便：用于肠燥津亏之大便秘结。对老人肾阳不足、精血亏虚者尤宜。常配当归、枳壳等，如济川煎。

【用法用量】煎服，10～15克，单用大剂量煎服可用至30克。

【使用注意】本品补阳不燥，药力和缓，故用量宜大。阴虚火旺及大便泄泻者忌服。肠胃实热之便秘亦不宜用。

【说明】肉苁蓉，别名大芸、黑司命、沙中仙、淡大云，其处方用名为肉苁蓉，属列当科寄生草本植物，主产于我国内蒙古、新疆、宁夏一带。因其体表布有鳞片，质茎似肉，且药性温而不燥，滑而不泻，补而不峻，有"从容"缓和之性，故名。《本草纲目》称它："补而不峻，故有从容之号。"《日华子本草》载："治男绝阳不兴，女绝阴不产，润五脏，长肌肉，暖腰膝，男子泄精，尿血，遗沥，带下阴痛。"

> **小贴士**
>
> 　　肉苁蓉肉质茎呈长扁圆柱形，长3～15厘米，直径2～8厘米，下粗上细。表面棕褐色或灰棕色，密被覆瓦状排列的肉质鳞叶，鳞叶菱形或三角形。体重，质硬难折断。断面棕褐色，有淡棕色点状维管束，排列成波状环纹，木部约占4/5，有时中空。气微，味甜，微苦。商品有淡苁蓉和咸苁蓉两种，淡苁蓉以个大身肥、鳞细、颜色灰褐色至黑褐色、油性大、茎肉质而软者为佳。咸苁蓉以色黑质糯、细鳞粗条、体扁圆形者为佳。一般认为产于内蒙古者为佳。

锁　阳

【来源】为锁阳科多年生肉质寄生草本植物锁阳的肉质茎。

【性味归经】甘，温。归肝、肾、大肠经。

【功效】补肾助阳，润肠通便。

【应用】

（1）补肾助阳：用于肾阳虚衰的阳痿，不孕，腰膝痿软，筋骨无力等症。治阳痿、不孕，常配巴戟天、补骨脂、菟丝子等；治腰膝痿软，筋骨无力，

第7章 补肾要学会常用中药的使用

常配补肝肾，益精血，润燥养筋的熟地黄、龟板等，如虎潜丸。

（2）润肠通便：用于精血津液亏耗的肠燥便秘。常配火麻仁、当归等。

【用法用量】煎服，10～15克。

菟丝子

【来源】为旋花科一年生寄生草本植物菟丝子或大菟丝子的成熟种子。

【性味归经】甘，温。归肝、肾、脾经。

【功效】补阳益阴，固精缩尿，明目止泻。

【应用】

（1）补阳益阴：用于肾虚腰痛、阳痿遗精、尿频、带下等症，可用菟丝子、杜仲等分，山药糊丸服。用于肝肾不足的胎动不安，有补肝肾、固胎元之效，常配川续断、桑寄生、阿胶等，如寿胎丸。

（2）固精缩尿：用于脾肾虚泻，常配人参、白术、补骨脂等；治小便不禁，配鹿茸、桑螵蛸、五味子等；治遗精、白浊或尿有余沥，配白茯苓、石莲子等，如茯苓丸；治阳痿遗精，配枸杞子、覆盆子、五味子等，如五子衍宗丸。

（3）明目止泻：用于肝肾不足，目失所养而致目昏目暗、视力减退之症。可配菟丝子、熟地、车前子等，如驻景丸。

此外，菟丝子还能治肾虚消渴，常配天花粉、五味子、鹿茸等应用。酒浸外涂，对白癜风亦有一定疗效。

【用法用量】煎服，10～15克。外用适量。

沙苑子

【来源】为豆科一年生草本植物扁茎黄芪的成熟种子。

【性味归经】甘，温。归肝、肾经。

【功效】补肾固精，养肝明目。

【应用】

（1）补肾固精：用于肾虚阳痿，遗精早泄，白带过多及腰痛等。单用本品可治肾虚腰痛；配煅龙骨、莲须、芡实研末，如金锁固精丸可治遗精、滑精、小便不禁、白带过多等。

（2）养肝明目：用于肝肾不足的目暗不明，头昏目花，常配枸杞子、菟丝子、菊花等。

【用法用量】煎服，10～15克。

杜　仲

【来源】为杜仲科落叶乔木植物杜仲的树皮。

【性味归经】甘，温。归肝、肾经。

【功效】补肝肾，强筋骨，安胎。

【应用】

（1）补肝肾，强筋骨：用于肝肾不足的腰膝酸痛、下肢痿软及阳痿、尿频等，可配破故纸、胡桃肉等，如青娥丸。

（2）安胎：用于肝肾亏虚，下元虚冷的妊娠下血、胎动不安或习惯性流产等，可单用本品研末，枣肉为丸服，如杜仲丸。

现代临床用于高血压，有可靠的降血压作用。对老人肾虚而又血压高者，可配淫羊藿、桑寄生、怀牛膝等；若肝阳上升，头目眩晕者，可配夏枯草、菊花、黄芩等。

【用法用量】煎服，10～15克。炒用疗效较生用为佳。

续　断

【来源】为川续断科多年生草本植物川续断的根。

【性味归经】苦、甘、辛，微温。归肝、肾经。

【功效】补肝肾，行血脉，续筋骨。

第7章 补肾要学会常用中药的使用

【应用】

（1）补肝肾：用于肝肾不足，腰痛脚弱，风湿痹痛，可配杜仲、牛膝、萆薢等。

（2）行血脉：用于肝肾虚弱，冲任失调的胎动欲坠或崩漏经多等，可配黄芪、熟地、赤石脂等。

（3）续筋骨：用于跌扑损伤，骨折，肿痛等，可配骨碎补、自然铜、地鳖虫等。

【用法用量】煎服，10～15克。外用适量研末敷。

阳起石

【来源】为硅酸类矿石阳起石或阳起石石棉的矿石。

【性味归经】咸，温。归肾经。

【功效】温肾壮阳。

【应用】用于肾阳虚的阳痿，宫冷，腰膝冷痹等，有温肾壮阳、除下元积冷之效。治阳痿早泄，可配山茱萸、淫羊藿、菟丝子等，如加减赞育丹；治宫冷不孕，可与鹿茸、醋煎艾汁为丸服，如阳起石丸；治腰膝冷痹，可配钟乳石、熟附子等。

【用法用量】入丸、散服，3～6克。

葫芦巴

【来源】为豆科一年生草本植物葫芦巴的成熟种子。

【性味归经】苦，温。归肾经。

【功效】温肾阳，逐寒湿。

【应用】主要用于肾阳不足，寒湿凝滞下焦的疝痛、经寒腹痛及寒湿脚气等。治虚寒疝痛，症见小腹和睾丸牵引坠痛，甚或囊缩阴冷，常配小茴香、吴茱萸、川楝子等，如葫芦巴丸；治经寒少腹冷痛，可配当归、乌药、醋炒艾叶等；治寒湿脚气，腿膝冷痛，常配补骨脂、木瓜等。

【用法用量】煎服，5～10克；亦可入丸、散。

蛤蚧

【来源】为壁虎科动物蛤蚧除去内脏的干燥品。

【性味归经】咸，平。归肺、肾经。

【功效】补肺气，定喘嗽，助肾阳，益精血。

【应用】

（1）补肺气，定喘嗽：用于肺肾两虚、肾不纳气的虚喘久嗽。常配人参、杏仁、贝母等，如人参蛤蚧散。

（2）助肾阳，益精血：用于肾阳不足、精血亏虚的阳痿。可单用浸酒服，可配人参、鹿茸、淫羊藿等。

【用法用量】研末服，每次1～2克，日服3次。亦可浸酒服，或入丸、散剂。

枸杞子

【来源】为茄科落叶灌木植物的成熟果实（图7）。

【性味归经】甘，平。归肝、肾经。

【功效】滋补肝肾，明目，润肺。

【应用】用于肝肾不足之腰酸遗精，头晕目眩，视力减退，内障目昏，消渴等。治肾虚遗精，常配熟地黄、沙苑子、菟丝子等；治肝肾阴虚之视力模糊，常配菊花、地黄等，如杞菊地黄丸；治消渴，可配生地、麦冬、天花粉等。

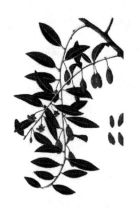

图7 枸杞子

【用法用量】煎服，10～15克。

紫河车

【来源】为健康人的干燥胎盘。

【性味归经】甘、咸，温。归心、肺、肾经。

【功效】补精，养血，益气。

【应用】

（1）补精：用于肾气不足，精血亏虚的不孕、阳痿、遗精、腰酸、耳鸣等。可单用，或配伍补肾温阳益精之品，如鹿茸、人参、当归、菟丝子之类同用。

（2）养血：用于气血不足，萎黄消瘦，产后乳少等。可配党参、黄芪、当归、熟地黄等。

（3）益气：用于肺肾两虚的喘嗽。可单用，或随症配伍人参、蛤蚧、胡桃肉、地龙等。此外，还可治癫痫及某些过敏性疾病或免疫缺陷病。

【用法用量】研末或装胶囊吞服，每次1.5～3克，每日2～3次。也可用鲜品煨食，每次半个或一个，一周2～3次。现已制成片剂及注射液。

【说明】紫河车为较常用中药，始载于《本草拾遗》，为人出生时所脱掉的胎盘，经过加工干燥而成。紫河车的加工方法：将新鲜胎盘放入清水中漂洗，剔除筋膜并挑破脐带周围的血管，挤出血液，反复漂洗数次，并轻轻揉洗至洁净为止，然后用细铁丝圈在里面绷紧，四周用线缝住，放入开水锅中煮至胎盘浮起时取出，剪去边上的羊膜，再置无烟的煤火上烘至起泡，质酥松即成。中医认为紫河车有补肾益精、益气养血之功。《本草拾遗》言其"主气血羸瘦，妇人劳损，面黯皮黑，腹内诸病渐瘦悴者。"现代医学研究认为，紫河车含蛋白质、糖、钙、维生素、免疫因子、女性激素、黄体酮、类固醇激素、促性腺激素、促肾上腺皮质激素等，能促进乳腺、子宫、阴道、睾丸的发育，对甲状腺也有促进作用。临床用于治疗子宫发育不全、子宫萎缩、子宫肌炎、功能性无月经、子宫出血、乳汁缺乏等，均有显著疗效；对肺结核、支气管哮喘、贫血等亦有良效；研末口服或灌肠可预防麻疹或减轻症状。

补益调养：

①产后缺乳：紫河车1具，烘干，研为细末。每次5克，每日2次，用猪蹄汤送服。②阳痿遗精、身体虚弱：紫河车半具，冬虫夏草10克，共炖食。③肾虚精少、不孕不育：紫河车1具，党参75克，干地黄75克，枸杞子75克，当归75克。将紫河车切碎，与四味药一并加水浸泡，煎煮3次，分次滤出药汁，合并滤液，用文火煎熬浓缩，兑入蜂蜜1000克，调匀成膏。每次3匙，清晨用黄酒冲服。④各种贫血：紫河车30克，大枣10枚，枸杞子15克。水煎服，每日1剂。⑤肺结核、消瘦、咳嗽、咯血：紫河车4份，白及2份，百部2份。烘干，研末，炼蜜为丸，每丸重约10克，每服2丸，每日3次。⑥神经衰弱、轻度糖尿病：紫河车1具，淮山药500克。烘干，均研细末。混匀，口服。每日3次，每次15克。⑦白细胞减少症：紫河车粉30克，加入500克面粉中，焙成酥饼。每日3次，2日内食完，连用1～3个月。

第 7 章　补肾要学会常用中药的使用

韭　子

【来源】为百合科多年生草本植物韭菜的成熟种子。

【性味归经】辛、甘，温。归肾、肝经。

【功效】补肝肾，暖腰膝，壮阳固精。

【应用】

（1）壮阳固精：用于肾阳虚弱的阳痿遗精、遗尿、尿频、白带过多等，可配补骨脂、益智仁等。

（2）补肝肾，暖腰膝：用于肝肾不足的腰膝酸软冷痛，常配杜仲、补骨脂、巴戟天等。

【用法用量】煎服，5～10克；亦可入丸、散服用。

【说明】韭菜籽温肾壮阳固精，始载于南北朝梁武帝时期陶弘景著的《名医别录》。药用时，宜与菟丝子、枸杞子等补肾壮阳中药相配，因能增强疗效；不宜与苦寒中药（如栀子、黄连、黄柏、知母等）同用，因苦寒中药能抵消韭菜籽兴奋性功能的作用。韭菜籽宜与鸡睾、羊睾等动物睾丸同吃，能增强韭菜籽治疗阳痿的效果；不宜与鸭肉同吃，因韭菜籽性热，鸭肉性凉，可削弱韭菜籽的作用。

何首乌

【来源】为蓼科多年生草本植物何首乌的块根。

【性味归经】制首乌甘、涩，微温；归肝、肾经。生首乌甘、苦，平；归心、肝、大肠经。

【功效】补益精血，截疟，解毒，润肠通便。

【应用】

（1）补益精血：用于血虚而见头昏目眩、心悸失眠、萎黄乏力，肝肾精血亏虚的眩晕耳鸣、腰膝酸软、遗精崩带、须发早白等症，可配当归、枸杞子、菟丝子等，如七宝美髯丹。

（2）截疟，解毒：用于久疟，可配人参、当归、陈皮、煨姜等；用于痈疽瘰疬，可配夏枯草、土贝母、香附等；以本品配防风、薄荷、苦参等，治遍身疮肿痒痛。

（3）润肠通便：用于肠燥便秘，可配当归、火麻仁、黑芝麻等。

【用法用量】煎服，3～6克。补益精血宜用制首乌，截疟、润肠、解毒宜用生首乌。

【不良反应】常用量可致药疹或过敏反应，出现便溏、腹痛、恶心、呕吐、急性肝损害、上消化道出血等症状。中毒反应主要为呕吐、腹泻、头晕、四肢无力、兴奋烦躁、心动过速、抽搐，严重时可因呼吸麻痹而死亡。临床应用多为制首乌，将生首乌用黑豆汁拌匀蒸制，取出晒干者为制首乌。

阿　胶

【来源】为马科动物驴的皮去毛后熬制而成的黑色胶块。

【性味归经】甘，平。归肺、肝、肾经。

【功效】补血止血，滋阴润肺。

【应用】

（1）补血止血：用于血虚萎黄，眩晕，心悸等，常配熟地黄、当归、黄芪等。用于多种出血症，可配灶心土、生地、黄芩、附子等，如黄土汤；治吐血不止，可配蒲黄、生地；治妇女崩漏、月经过多、妊娠下血、小产下血不止等，可配生地、白芍、艾叶炭等，如胶艾汤。

（2）滋阴润肺：用于阴虚证及肺燥证。能滋阴润燥，治热病伤阴的心烦失眠，可配黄连、白芍、鸡子黄，如黄连阿胶汤；治肺虚火盛之喘咳咽干、痰少或痰中带血，可配马兜铃、牛蒡子、杏仁等，如补肺阿胶汤；治燥热伤肺之干咳无痰、气喘、心烦口渴、鼻燥咽干等，可配生石膏、

第7章 补肾要学会常用中药的使用

杏仁、桑叶、麦冬等，如清燥救肺汤。

【用法用量】入汤剂，5～15克，烊化兑服；止血常用阿胶珠，可与他药同煎。

【使用注意】阿胶滋补作用虽然很强，但性偏滋腻，有碍脾胃运化，只适宜于胃肠吸收功能正常者服用。脾胃虚弱、食欲不振、呕吐腹泻者，不宜服用。值得提醒的是，感冒、咳嗽、腹泻或月经来潮时，应停服阿胶，待病愈或经停后再继续服用。另外，服用阿胶期间还须忌口，如忌萝卜、浓茶等。

【说明】《神农本草经》认为阿胶主治腰腹疼痛、四肢酸痛以及妇女各种出血与胎产病症。后人将它与人参、鹿茸一起并称为冬令进补三宝。现代临床取阿胶滋阴补血、止血安胎、益气补虚的功效，用于治疗眩晕、心悸、失眠、久咳、咯血、吐血、尿血、便血、衄血、崩漏、月经不调、滑胎等病症。阿胶含有明胶原、骨胶原、蛋白质及钙、钾、钠、镁、锌等17种元素，所含蛋白质水解后能产生多种氨基酸。药理和临床研究发现，阿胶可以促进细胞再生，有养血、补血、益气等多种效用，对老年久病体质虚弱者，有减轻疲劳、抗衰益寿的作用；对久病体虚，出血后出现的晕厥、便秘也有一定的作用。阿胶还能改善体内钙平衡，促进钙的吸收，改善因缺钙引起的抽搐。

补益调养：

①阿胶500克，放大碗内，加水半杯、黄酒半杯，放入锅内隔水炖，待溶化后，再加冰糖200克，搅匀，再继续炖30分钟以上，倒入大些的搪瓷盘里，冷却后即成软糖状，用刀切成大小均等的20块。每日早、晚空腹各吃1块，可治疗各种贫血。②依上法炖制的阿胶，连同炒熟的核桃仁，每日早晚空腹，各吃1次，每次吃阿胶1块、核桃仁2个，可以治疗便秘、咳喘。③阿胶15克，黄芩、黄连、白芍各6克，水煎取汁，放温后，加鸡蛋黄2个，搅匀。每日3次温服。可治血虚眩晕、心烦、失眠等症。

龙眼肉

【来源】为无患子科常绿乔木植物龙眼树的成熟果肉。

【性味归经】甘,温。归心、脾经。

【功效】补心脾,益气血。

【应用】用于心脾虚损,气血不足的心悸、失眠、健忘等,单用即有效;亦常配黄芪、人参、当归、酸枣仁等,如归脾汤。其他如老弱体衰、产后、大病后气血不足者,用以和白糖蒸熟,开水冲服,名玉灵膏(代参膏),可补益气血。

【用法用量】煎汤,10～15克,大量30～60克。

黄 精

【来源】为百合科多年生草本植物滇黄精、黄精或囊丝黄精的根茎(图8)。

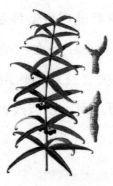

图8 黄精

【性味归经】甘,平。归脾、肺、肾经。

【功效】润肺滋阴,补脾益气。

【应用】

(1)润肺滋阴:用于阴虚肺燥的干咳少痰及肺肾阴虚的劳嗽久咳等。可配沙参、知母、贝母等。

(2)补脾益气:用于脾胃虚弱。如脾胃气虚而致倦怠无力、食欲不振、

第7章 补肾要学会常用中药的使用

脉象虚软者,可配党参、茯苓、白术等;如脾胃阴虚而致口干食少、饮食无味、大便干燥、舌红无苔,可配沙参、麦冬、谷芽。

此外,还用治阴虚精亏的头晕、腰膝酸软、须发早白及消渴等。

【用法用量】煎服,10～30克。

墨旱莲

【来源】为菊科一年生草本植物鳢肠的干燥地上部分。

【性味归经】甘、酸,寒。归肝、肾经。

【功效】滋阴益肾,凉血止血。

【应用】

(1)滋阴益肾:用于肝肾阴虚的头晕目眩,须发早白,腰膝酸软,遗精耳鸣等。常与女贞子同用,如二至丸。

(2)凉血止血:用于阴虚血热的咯血,衄血,便血,尿血,崩漏等。可单用,也常配生地黄、阿胶、蒲黄等滋阴凉血止血药,以增强疗效。外用亦可止血。

【用法用量】内服,10～15克。外用适量。

女贞子

【来源】为木樨科常绿灌木或小乔木女贞的成熟果实(图9)。

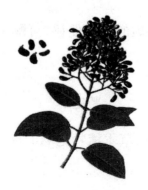

图9 女贞子

【性味归经】甘、苦,凉。归肝、肾经。

【功效】补益肝肾,清热明目。

【应用】

(1)补益肝肾:用于肝肾阴虚的目暗不明,视力减退,须发早白,腰酸耳鸣及阴虚发热等。治须发早白,常配墨旱莲、桑葚等;治阴虚发热,常配地骨皮、生地黄等。

(2)清热明目:用于肝肾阴虚所致的目暗不明,常配熟地黄、菟丝子、枸杞子等。

【用法用量】煎服,10～15克。

桑 葚

【来源】为桑科落叶灌木桑树的干燥果穗。

【性味归经】甘,寒。归肝、肾经。

【功效】滋阴补血,生津,润肠。

【应用】

(1)滋阴补血:用于阴血亏虚的头晕耳鸣,目暗昏花,失眠,须发早白,遗精等。可单用,也可配制首乌、女贞子、墨旱莲等,如首乌延寿丹。

(2)生津:用于津伤口渴,内热消渴及肠燥便秘等。可配麦冬、生地、天花粉等。

(3)润肠:用于阴亏血虚的肠燥便秘,可配生首乌、黑芝麻、火麻仁等。

【用法用量】煎服,10～15克。

黑芝麻

【来源】为胡麻科一年用草本植物芝麻的成熟种子(图10)。

第 7 章 补肾要学会常用中药的使用

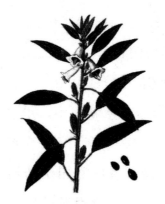

图 10　黑芝麻

【性味归经】甘，平。归肝、肾、大肠经。

【功效】补益精血，润燥滑肠。

【应用】

（1）补益精血：用于肝肾精血不足的头晕眼花，须发早白等。可单用，亦可配伍桑叶或熟地黄、女贞子、墨旱莲等。

（2）润燥滑肠：用于血虚津亏的肠燥便秘。可单用，也可配当归、肉苁蓉、火麻仁等。

【用法用量】煎服，10～30 克，或炒熟入丸、膏剂。

冬虫夏草

【来源】为麦角菌科植物冬虫夏草菌寄生在蝙蝠蛾科昆虫幼虫上的子座及幼虫尸体的复合体。

【性味归经】甘，平。归肺、肾经。

【功效】益肾壮阳，止血化痰。

【应用】

（1）益肾壮阳：用于肾虚腰痛，阳痿遗精。可单用浸酒服，或配伍淫羊藿、巴戟天、菟丝子等。

（2）止血化痰：用于肺虚或肺肾两虚之久咳虚喘，劳嗽痰血。可单用，也可配沙参、阿胶、川贝等。此外，病后体虚不复，自汗畏寒等，可同鸭、鸡、猪肉等炖服，以补虚扶弱。

【用法用量】煎汤或炖服，5～10克。

【说明】清代吴仪洛《本草从新》中，最早记述了冬虫夏草有"保肺益肾，止血化痰"的功效。中医临床用于虚劳咯血，阳痿遗精，腰膝酸软，盗汗，病后久虚不复等。现代临床常用于肺结核、慢性支气管炎及支气管哮喘、慢性活动性肝炎、慢性肾炎及肿瘤的治疗。冬虫夏草以它奇特的疗效，与人参、鹿茸并列为三大补品而驰名中外。现代医学研究证明，冬虫夏草有显著升高血小板的作用，可提高机体免疫功能，有抗心肌缺氧、抗心律失常、抗肾衰的作用，能明显扩张支气管，并有拟性激素样等作用。

02 用来补肾的几种常用中成药

临床上用于性保健的中成药及中药汤头较多，但最好在医生的指导下，做到对症治疗，方能取得好的效果。

四君子丸

【组成】党参、白术（炒）、茯苓、甘草（炙）。

【功能】益气补中，健脾养胃。

【主治】脾胃气虚，运化乏力。

【用法及用量】口服：水丸剂，成人，每次3～6克，每日3次；合剂，每次15～20毫升，每日3次，温开水送服。小儿酌情减量。

【剂型及规格】水丸剂：每瓶100克，每袋装3克、6克、60克、250克。合剂：每瓶装100毫升。

【注意事项】阴虚血热者慎用。合剂，服用时振摇。密封贮藏，置室内阴凉处。

第7章 补肾要学会常用中药的使用

六味地黄丸

【组成】熟地黄、山茱萸（制）、牡丹皮、山药、茯苓、泽泻。

【功能】滋阴补肾，兼益肝脾。

【主治】用于肝肾阴虚所致的腰膝酸软，头晕目眩，耳聋耳鸣，骨蒸潮热，盗汗遗精，口干口渴，失眠健忘，小便频数，经少经闭，舌红少苔，脉虚细数；或见小儿五迟五软，囟开不合等症。

【用法及用量】口服：成人每次6～9克，每日2次。温开水或温淡盐水送下；小儿每次1.5～3克，每日2～3次。口服液每次1～2支，每日2～3次。

【剂型及规格】水丸、片剂：每袋或瓶，120克、250克。蜜丸：每丸重6克、9克。口服液：每支10毫升。

【注意事项】忌辛辣油腻之品，可长期服用。但遇急性病症宜停服。密封贮藏，置阴凉干燥处。

右归丸

【组成】熟地黄、附子（炮附片）、肉桂、山药、菟丝子等。

【功能】温补肾阳，填精补血。

【主治】肾阳不足，命门火衰。症见神疲乏力，畏寒肢冷，腰膝酸冷，阳痿遗精，大便溏薄，尿频，下肢浮肿等。

【用法及用量】口服：每次1丸，每日3次。

【剂型及规格】蜜丸：每丸重9克。

【注意事项】阴虚火旺者忌用；忌生冷油腻食物。

龟鹿补肾丸

【组成】菟丝子、仙灵脾、续断、锁阳、狗脊等。

【功能】温肾益精，补气养血，固涩止遗。

【主治】主治肝肾不足,精液不固之遗精滑泄、妇女带下、崩漏之病症。可有头晕耳鸣,四肢发软,腰膝酸疼,夜尿多等症状。

【用法及用量】口服:每次1丸,每日2～3次,饭后温水送服。

【剂型及规格】蜜丸剂:每丸重9克,每盒装10丸。

【注意事项】服药期间禁房事。小儿忌服。阴凉干燥处贮藏。

补肾固齿丸

【组成】地黄、丹参等。

【功能】补肾填髓,益精固齿。

【主治】主治因肾气虚损所致牙龈萎缩,牙齿松动,风凉寒气刺激疼痛等。

【用法及用量】口服:每次4克,每日2次,温开水或淡盐水送下。

【剂型及规格】水丸:80克/瓶。

【注意事项】属实热证和有表邪未解者禁用,服药期间少食辛燥之物,注意节制房事。

金匮肾气丸

【组成】地黄、山药、山茱萸(酒炙)、茯苓、牡丹皮、泽泻、桂枝、附子(炙)、牛膝(去头)、车前子(盐炙)。

【功能】温补肾阳,化气行水。用于肾虚水肿,腰膝酸软,小便不利,畏寒肢冷。

【用法及用量】口服:一次1丸,一日2次。

【注意事项】孕妇忌服。忌房欲、气恼。忌食生冷食物。

> **小贴士**
>
> 金匮肾气丸处方源于宋代严用和《济生方》，是汉张仲景《金匮要略》中肾气丸的加味，又称济生肾气丸。本品所治病症为肾阳虚及肾阳虚水肿，是由肾中阳气不足所致。肾中阳气，又称"少火"。补足少火，宜用微补、缓补，不宜一味猛补，否则易产生"壮火食气"的现象。金匮肾气丸以附子、桂枝为主药，各取少量，取"少火生气"之意，意在微微补火以鼓舞亏虚的肾中阳气，补命门之火，引火归源；再辅以地黄等六味药物滋补肾阴，促生阴液；如此配伍组方是本着阴阳互根的原理，阴阳并补，使得"阳得阴助，而生化无穷"，补阳效果更稳固、更持久。为进一步治疗肾阳虚水肿，本药还配伍了牛膝、车前子以清热利尿、渗湿通淋、引血下行，治疗水肿胀满、小便不利、腰膝酸软等肾阳虚水肿症状。十种药物精当配伍，使其具有温补下元、壮肾益阳、化气利水、消肿止渴、引火归源的功效。

03 补肾固精常用的中药方剂

六味地黄丸

（《小儿药证直诀》）

【组成】熟地黄（24克）、山茱肉（12克）、山药（12克）、泽泻（9克）、牡丹皮（9克）、茯苓（9克）

【用法】水煎服。

【功用】滋阴补肾。

【主治】肾阴虚证。腰膝酸软，头晕目眩，耳鸣耳聋，盗汗，遗精，消渴，骨蒸潮热，手足心热，舌燥咽痛，牙齿动摇，足跟作痛，小便淋漓，以及小儿囟门不合,舌红少苔,脉沉细数。

【方析】肾为先天之本,肾阴不足,则变生诸症。腰为肾府,肾主骨生髓,齿为骨之余,肾阴不足则骨髓不充,故腰膝酸软无力,牙齿动摇;脑为髓之海,肾阳亏损不能生髓充脑,故头晕目眩;肾开窍于耳,肾阳不足,精不上承,故耳鸣耳聋;肾藏精,为封藏之本,肾阳虚则相火内扰精室,故遗精;阴虚生内热,甚者虚火上炎,故骨蒸潮热、消渴、盗汗、舌红少苔、脉沉细数等。小儿囟门不合,亦为肾虚生骨迟缓所致。

治宜滋阴补肾为主,适当配伍清虚热之品。亦即王冰所说:"壮水之主,以制阳光。"方中重用熟地黄滋阴补肾,填精益髓,为君药。山茱肉补养肝肾,并能涩精;山药补益脾阴,亦能固精,共为臣药。三药相配,滋养肝、脾、肾,称为"三补"。但熟地黄的用量是山茱肉与山药两味之和,故以补肾阴为主,补其不足以治本。配伍泽泻利湿泄浊,并防熟地黄之滋腻恋邪;牡丹皮清泄相火,并制山茱肉之温涩;茯苓淡渗脾湿,并助山药之健运。三药为"泻药",是以补为主;肝、脾、肾三阴并补,以补肾阴为主,这是本方的配伍特点。

【证治要点】本方是治疗肾阴虚证的基本方。以腰膝酸软,头晕目眩,口燥咽干,舌红少苔,脉沉细数为证治要点。

【加减变化】阴虚而火旺盛者,加知母、玄参、黄柏等以加强清热降火之功;兼有脾虚气滞者,加焦白术、砂仁、陈皮等以防碍气滞脾。

【现代应用】本方现常用于治疗慢性肾炎、高血压、糖尿病、肺结核、肾结核、甲状腺功能亢进、中心性视网膜炎、无排卵功能性子宫出血、更年期综合征等辨证属肝肾阴虚者。

【使用注意】脾虚泄泻者慎用。

附:左归丸(《景岳全书》)

本方系六味地黄丸去丹皮、泽泻,加鹿角胶、龟胶、枸杞、牛膝、

第7章 补肾要学会常用中药的使用

菟丝子等组成。用法：水煎服。功效：滋阴补肾，填精益髓。主治：真阴不足证。头目眩晕，腰酸腿软，遗精滑泄，自汗盗汗，口燥舌干，舌红少苔，脉细。现代常用本方治疗老年性慢性支气管炎、慢性肾炎、高血压、老年性痴呆等辨证属肾精不足者。

七宝美髯丹（《本草纲目》引《积善堂方》）

组成：制首乌（18克）、茯苓（18克）、牛膝（9克）、当归（9克）、枸杞子（9克）、菟丝子（9克）、补骨脂（6克）。用法：水煎服。功效：补益肝肾，乌发壮骨。主治：肝肾不足证。须发早白，脱发，牙齿动摇，腰膝酸软，梦遗滑精，肾虚不育等。

一贯煎

(《续名医类案》)

【组成】北沙参（9克）、麦冬（9克）、当归身（9克）、生地黄（18～30克）、枸杞子（9～18克）、川楝子（4.5克）

【用法】水煎服。

【功用】滋阴疏肝。

【主治】肝肾阳虚，肝气不舒证。胸脘胁痛，吞酸吐苦，咽干口燥，舌红少津，脉细弱或虚弦。亦治疝气瘕聚。

【方析】肝脏体阴而用阳，其性喜条达而恶抑。肝肾阴虚，肝体失养，则疏泄失常，气郁不畅，进而横逆犯胃，故胸脘胁痛，吞酸吐苦。阴虚液耗，津不上承，故咽干口燥，舌红少津。肝气不舒，肝脉郁滞，久则结为疝气瘕聚。

治宜滋养肝肾之阴为主，兼以疏肝行气之品。方中重用生地黄、枸杞子为君，滋阴养血，补益肝肾，使肾阴充足，则肝阴、肝血充盛，是为滋水以涵木。北沙参、麦冬为臣，滋补阴液，养肝柔肝，且能养阴润肺，滋润胃燥，使肺金强盛而能克制肝木，胃气强盛而不为肝木所侮，是为清金制木、培土抑木之法，配合君药以补肝体，育阴而涵阳。佐以当归养肝血而荣肝体；少量川楝子疏肝泄热，理气止痛，遂肝木条达之性，该药性虽苦寒，但与大量甘寒滋阴养血药配伍，则无苦燥伤阳之弊。本方以五行生克制化原理为指导，滋水以涵木、清金以制木、培土以抑木。实以滋养肺、胃、肾三脏之阴而达到补肝阴、养肝血之目的，使肝阴、肝血充足，肝体得养，肝气得舒，则胸脘胁痛等症可解。滋阴养肝之中兼以疏肝行气，照顾到肝体阴用阳的特性。其次在滋养肝肾阴血药中，少佐一味川楝子疏肝理气，使滋阴养血而不遏滞气机，疏肝理气又不耗伤阳血。

【证治要点】本方主治阴虚气滞而致脘胁疼痛，为滋阴疏肝的代表方。临证运用以胁肋疼痛，吞酸吐苦，舌红少津，脉虚弦为证治要点。

【加减变化】若大便秘结，加蒌仁；有虚热或汗多，加地骨皮；痰多，加贝母；舌红而干，阴亏过甚，加石斛；胁胀痛，按之硬，加鳖甲；烦热而渴，加知母、石膏；腹痛，加芍药、甘草；两足痿软，加牛膝、薏苡仁；不寐，加枣仁；口苦燥，少加黄连。

【现代应用】慢性肝炎、慢性胃炎、胃及十二指肠溃疡、肋间神经痛、神经官能症等属阴虚气滞者，均可加减治之。

【使用注意】由于方中滋腻之药较多，故有停痰积饮而舌苔白腻、脉沉弦者，不宜使用。

肾气丸

（《金匮要略》）

【组成】熟地（24克）、山药（12克）、山茱萸（12克）、泽泻（9克）、茯苓（9克）、牡丹皮（9克）、桂枝（4克）、附子（4克）

第7章 补肾要学会常用中药的使用

【用法】水煎服。

【功效】补肾助阳。

【主治】肾阳不足证。腰痛脚软，身半以下常有冷感，少腹拘急，小便不利，或小便反多，入夜尤甚，阳痿早泄，舌淡而胖，脉虚弱，尺部沉细，以及痰饮，水肿，消渴，脚气，转胞等。

【方析】本方治证皆由肾阳不足所致，腰为肾府之本，肾为先天之本，中寓命门之火，命门真阳即肾间动气，《难经·八难》说："此五脏六腑之本，十二经脉之根"，"呼吸之门，三焦之原。"肾阳不足，不能温养下焦，故腰痛脚软，身半以下常有冷感；肾阳虚弱则水肿、痰饮、脚气，以及转胞等。

本方所治为肾阳不足，温煦气化失常所致。治宜补肾助阳为法。亦即王冰所谓"益火之源，以消阴翳"之意。方中重用干地黄滋阴补肾，为君药。臣以山茱萸、山药补肝脾而益精血。以上三味以滋补肾阴为主，使肾阴充足，阳气化生有源。加少量辛热的附子、桂枝，温助命门之火，蒸化肾精，化生肾气，此即《黄帝内经》"少火生气"之意。君臣相伍，补肾填精，温肾助阳，使阳得阴助而生化无穷。方中滋补肾阴药居多，温肾助阳药用量较轻，其立方之旨，在微微生火，以化生肾气，取"少火生气"之义，而非峻补肾阳。柯琴谓："此泽泻、茯苓利水渗湿泄浊，丹皮清泄肝火，三药于补中寓泻，使邪去则补乃得力，并防滋阴药之腻滞。"本方补阳与补阴配伍，阴阳并补，而以补阳为主；滋阴之中配入少量桂、附以温阳，目的在于阴中求阳，少火生气，故方名"肾气"。

【证治要点】本方为补肾助阳的常用方剂。腰痛脚软，小便不利或反多，舌淡而胖，脉虚弱而尺部沉细为证治要点。

【现代应用】慢性肾炎、糖尿病、醛固酮增多症、甲状腺功能低下、性神经衰弱、肾上腺皮质功能减退、慢性支气管哮喘、更年期综合征等属肾阳不足者,均可加减应用。

【加减变化】方中地黄,现多用熟地;桂枝,改用肉桂,如此效果更好。若用于阳痿,尚需加淫羊藿、补骨脂、巴戟天等以助壮阳起痿之力。

【使用注意】若咽干口燥,舌红少苔,属肾阳不足、虚火上火者,不宜应用。

附:右归丸(《景岳全书》)

本方系肾气丸去泽泻、茯苓、丹皮,加枸杞子、菟丝子、鹿角胶、肉桂、制附子、当归等组成。用法:每服6～9克,以滚白汤送下。亦可做汤剂,水煎服。功用:温补肾阳,填精益髓。主治:肾阳不足,命门火衰证。年老或久病气衰神疲,畏寒肢冷,腰膝软弱,阳痿遗精,或阳衰无子,或饮食减少,大便不实,或小便自遗,舌淡苔白,脉沉而迟。

地黄饮子

(《黄帝素问宣明论方》)

【组成】熟地黄(12克)、巴戟天(9克)、山茱萸(9克)、石斛(9克)、肉苁蓉(9克)、炮附子(6克)、五味子(6克)、官桂(6克)、白茯苓(6克)、麦冬(6克)、石菖蒲(6克)、远志(6克)

【用法】生姜、大枣、薄荷为引,水煎服。

【功用】滋肾阴,补肾阳,化痰开窍。

【主治】喑痱。舌强不能言,足废不能用,口干不欲饮,足冷面赤,脉沉弱。

04 补肾固精常用的中药方剂的功效、主治区别

异同 方名	功效		主治	
	相同	不同	相同	不同
六味地黄丸	滋补肾阴	补肾阴的基础方	肾阴虚诸证	肝肾阴虚,虚热内扰。症见腰膝酸软,头晕耳鸣,咽干口燥,舌红苔少,脉细数
左归丸		峻补真阴,滋补之力强,纯补无泻		真阴大亏。症见腰膝酸软,面色黧黑,形体消瘦,咽干,舌红苔少,脉细数
一贯煎		滋阴涵木,兼能疏肝		肝肾阴亏,血燥气郁。症见胸脘胁肋胀痛,舌红少苔,脉弦细
七宝美髯丹		乌发黑须,固肾涩精		肝肾阴虚。须发早白,牙齿动摇等为主症
肾气丸	温补肾阳	温补肾阳的基础方	肾阳虚诸证	肾阳不足。症见腰膝酸软,畏寒怕冷,或少腹冷感,小便不利,阳痿遗精,舌质淡胖,苔白润,脉沉迟
右归丸		温补之力强,纯补无泻		命门火衰。症见腰膝肢冷,溺清神疲,舌淡脉细
地黄饮子	滋肾阴,温肾阳,化痰开窍	阴阳俱虚,痰浊上泛喑痱证,症见舌强不能言,足废不能用		